大型药学知识普及丛书

药,你用对了吗

——器官移植用药

总主编　许杜娟
主　编　孙旭群

U0302717

科学出版社

北　京

内 容 简 介

本书以通俗易懂的语言，从药师的视角简要概述了肾移植、肝移植，包括概述、分类、指征与评估、临床表现等；重点介绍了肾移植、肝移植患者术后并发症的治疗目标、常用药物、联合用药注意事项、特殊人群用药指导等。本书特点是结合了实际用药案例，对临床患者实际遇到的常见问题给予解答，以期为移植患者合理用药提供参考。本书在编写过程中注意汲取移植领域中关于药物治疗的新观点、新概念，力求采纳国内外公认的疾病治疗指导原则，结合了长期工作在一线的肾移植、肝移植等专科临床药师的经验，希望对您有所帮助。

本书的主要读者对象为器官移植（肾移植和肝移植）患者。本书也可以作为拟行移植手术的终末期肾病或肝病患者的科普书籍。

图书在版编目（CIP）数据

药，你用对了吗. 器官移植用药 / 孙旭群主编.—北京：科学出版社，2019.1

（大型药学知识普及丛书／许杜娟总主编）

ISBN 978-7-03-059072-5

Ⅰ.①药⋯ Ⅱ.①孙⋯ Ⅲ.①器官移植–用药法
Ⅳ.①R452

中国版本图书馆CIP数据核字（2018）第228773号

责任编辑：闵 捷 周 倩／责任校对：杨 赛
责任印制：黄晓鸣／封面设计：殷 靓

科学出版社 出版
北京东黄城根北街 16 号
邮政编码：100717
http://www.sciencep.com

江苏省句容市排印厂印刷
科学出版社发行 各地新华书店经销
*
2019 年 1 月第 一 版 开本：A5（890×1240）
2019 年 1 月第一次印刷 印张：4 1/4
字数：97 000

定价：30.00 元
（如有印装质量问题，我社负责调换）

大型药学知识普及丛书
总编辑委员会

总主编

许杜娟

副总主编

夏　泉　沈爱宗

成　员

（按姓氏笔画排序）

石庆平	朱冬春	许杜娟	孙旭群	严安定
李　浩	汪永忠	汪燕燕	汪魏平	沈爱宗
居　靖	秦　侃	夏　泉	黄赵刚	葛朝亮

写给读者的话

亲爱的读者：

您好！感谢您从浩瀚的图书中选择了"大型药学知识普及丛书"。

每个人可能都有用药的经历，用药时可能会有疑惑，这药是否能治好我的病？不良反应严重吗？饭前吃还是饭后吃？用药后应该注意些什么？当然您可以问医生，但医生太忙，不一定有时间及时帮您解答；您也可以看说明书，可说明书专业术语多，太晦涩，不太好懂。怎么办？于是我们组织多家三甲医院的临床药师及医生共同编写了本丛书，与您谈谈用药的问题。

药品是指用于预防、治疗、诊断人的疾病，有目的地调节人的生理功能并规定有适应证或者功能主治、用法和用量的物质。但药品具有两重性，其作用是一分为二的，用药之后既可产生防治疾病的有益作用，亦会产生与防治疾病无关甚至对机体有毒性的作用，即通常所说的"是药三分毒"。因此，如何合理地使用药品，从而发挥良好的治疗作用，避免潜在的毒副反应，是所有服用药品的患者所关心的问题，也是撰写本丛书的出发点。

本丛书选择了临床上需要通过长期药物治疗的常见病、多发病,首先对疾病的症状、病因、发病机制作简要的概述,让您对疾病有基本的了解;其次介绍了治疗该疾病的常用药物,各种药物的药理作用、临床应用、不良反应;最后我们根据多年临床经验及患者用药问题的调研对患者用药过程中存在的疑惑,以问答的形式解惑答疑。此外,文中还列举了临床上发生的典型案例,说明正确使用药品的重要性。

　　本丛书涵盖的疾病用药知识全面系统,且通俗易懂。广大患者可以从本丛书中找到自己用药疑问的答案。本丛书对于药师来说,也是一本很有价值的参考书。

许杜娟

2018年6月6日

如何阅读本书

———————————————— | ————————————————

　　本书是大型药学知识普及丛书的一册。本书介绍了肾移植和肝移植两种疾病，每种疾病分别从以下三部分介绍，第一部分为疾病概述，简要介绍了肾/肝移植的疾病和分类等概述和各种并发症的概述、分类、发病原因等，使读者对肾/肝移植及并发症有初步了解和认识；第二部分是药物治疗，列表介绍了肾/肝移植的常用药物及针对各种并发症的治疗药物，包括药物的适应证、禁忌证、服用时间、不良反应、储存条件等，并就联合用药，成人、儿童、老年人、妊娠期妇女等特殊人群用药指导进行了详细阐述。此外，还列举了实际的用药案例，通过案例分析，介绍了肾/肝移植后药物治疗过程中容易发生的不合理用药现象及可能引起的危害，读者阅读后对照自身，可有效规避类似错误，提高药物依从性及用药安全性；第三部分为用药常见问题解析，以问答形式回答了肾/肝移植后药物治疗过程中可能遇到的问题、患者该如何应对等。

　　第二、第三部分以药师的视角，从药物因素、患者因素、疾病因素、联合用药及相互作用、存在的误区等多方面，并结合实际案例，详细阐述了肾/肝移植后的合理用药问题，尤其适合于正接受药物治疗的肾/肝移植患者，宜重点阅读，患者实际遇到的问题在此处基本能找到答案。

本书参考了专业的教科书、中华医学会器官移植学分会的肾移植/肝移植相关指南、多个"专家共识"及国外的有关指南，这些对指导肾/肝移植患者用药有重要的参考价值。但具体的用药选择应遵从医嘱，患者不可依据本书擅自购买、服用药物。

孙旭群

目　录

·用药常见问题解析·

疾病二 肝 移 植

·疾病概述·

一、肝移植概述

二、肝移植并发症

（一）排斥反应

（二）肝移植术后感染

（三）原发性移植肝功能不全

（四）活体肝移植小肝综合征

疾病一　肾移植

一、肾移植概述

概述

　　肾移植（renal transplantation）是指将某一个体的肾脏通过外科手术移植到另一个体体内。其中，捐献肾脏的个体称作供肾者，接受移植肾脏的个体称作受肾者。近年来，随着组织配型、肾保存方法的不断改进、新型免疫抑制剂的问世、手术技能的提高及临床经验的积累，术后生存期大大延长，肾移植成为治疗终末期肾脏疾病的首选方式。

分类

　　根据肾脏供者来源分为以下两类。

　　（1）尸体供者（cadaver donor）：分为脑死亡供者（brain death donor，BDD）和心脏死亡供者（donor after cardiac death，DCD），以

往也称作无心搏供者。

（2）活体供者（living donor）：即活体亲属供者（living related donor）。

🍎指征与评估

肾移植术前必须全面了解终末期肾病的病因、全身各器官功能状况、潜在感染、免疫状态等影响移植肾及患者存活的相关危险因素。肾移植的适应证需考虑以下几个方面：

（1）年龄在5～65岁，但随着移植技术的发展，年龄限制可适当放宽。

（2）各种原因导致的不可逆的肾衰竭均有移植指征。最常见的原发病是肾小球肾炎（包括膜性肾病、IgA肾病等）和慢性肾盂肾炎。此外，糖尿病肾病、多囊肾、药物性肾损伤、系统性疾病（如系统性红斑狼疮、血管炎）等导致的肾衰竭也有移植指征。

（3）体内无潜在感染病灶，一般情况良好，能耐受肾移植手术。

（4）与供者组织配型良好。

🍎临床表现

移植术后大多数患者能够像正常人一样工作和生活。移植术不同于其他外科手术，移植受者需要终身使用免疫抑制剂。免疫抑制作用强时，可削弱患者全身免疫功能，表现为易感冒、发热、感染口唇疱疹等；免疫抑制作用弱，不能有效地控制和防治排斥反应，导致急慢性排斥反应的发生，表现为肌酐增加、尿量减少、蛋白尿等。同时，长期服用这些药物具有一定程度的毒副反应，可能会导致高血压、糖尿病、高血脂等。

🍂预后

肾移植手术会存在一定的风险,免疫抑制剂的应用也会带来相应的不良反应,但肾移植术后疗效及受者生活质量改善总体要优于透析疗法。目前,兄弟、姐妹活体供肾3年移植肾存活率为95%,父母活体供肾为90%,其他活体供肾为86%,尸体供肾为80%。

二、肾移植并发症

(一)排斥反应

🍂概述

近年来,随着外科技术、组织配型手段的不断进步及免疫抑制剂的更新换代,肾移植的成功率和移植肾存活率都有了明显提高。但是,移植后的排斥反应仍然无法完全避免,它是影响移植肾长期存活的一个主要因素。排斥反应是在遗传背景不同的供受者之间进行器官、组织和细胞移植时,受者针对供者不同的特异性抗原产生免疫应答,从而导致移植肾功能丧失或者机体损害的过程。

🍂分类

临床上依据免疫排斥发生的时间、发病机制、临床表现及病理形态学改变等将肾移植排斥反应分为以下4种形式:超急性排斥反应(hyper acute rejection, HAR)、加速性排斥反应(accelerated acute rejection, AAR)、急性排斥反应(acute rejection, AR)、慢性排斥反应(chronic rejection, CR)。

发病原因

1. 超急性排斥反应　与受者体内预先存在抗供者淋巴细胞抗体,即预存抗体有关。当移植肾恢复血液循环后,这些特异性抗体与移植肾发生作用。多见于下列移植患者:①长期透析;②反复输血;③多次妊娠;④再次移植;⑤接受ABO血型不相容的供体;⑥某些细菌、病毒感染等。

2. 加速性排斥反应　其发病机制尚未完全阐明,常见于:①移植前反复输血;②多次妊娠;③再次移植;④细菌、真菌、病毒感染致敏。

3. 急性排斥反应　可能诱因包括:①免疫抑制剂突然减量或撤除;②不同免疫抑制剂之间的转换期间未能及时进行血药浓度监测;③频繁呕吐、腹泻导致的免疫抑制剂的"隐性"丢失;④短期内体重明显增加,导致"隐性"减药;⑤药物相互作用导致免疫抑制剂浓度降低,又未能及时调整免疫抑制剂剂量;⑥某些病毒感染的诱发等。

4. 慢性排斥反应　诱发慢性排斥的因素可分为两类:①免疫因素,包括人体内特异性抗原错配率高、术前受者体内群体反应性抗体高及反复发作的急性排斥反应;②非免疫性因素,包括缺血再灌注损伤、移植肾延迟恢复、免疫抑制剂的毒副反应和移植后高血压、高血脂、感染及受者高龄等因素。

临床表现

1. 超急性排斥反应　指移植肾在血管重建并于循环开放后数分钟至数小时内发生的排斥反应,受者可表现为发热、寒战,移植肾区会出现剧烈疼痛,移植肾功能完全丧失。

2. 加速性排斥反应　　指发生于移植术后3～5天的剧烈排斥反应,主要表现为受者术后状况良好甚至移植肾功能已恢复正常的情况下,突然出现体温上升,同时伴乏力、食欲缺乏、腹胀等全身不适,继之出现尿量减少、血压升高、移植肾肿胀、压痛,血清肌酐迅速上升,病情发展,并不断恶化,最终发展至无尿、肾功能急剧减退甚至完全丧失。

3. 急性排斥反应　　是肾移植最常见的一种排斥反应,可发生在移植术后的任何时间,常发生在肾移植术后1周～3个月,尤其在移植术后第1个月内最常见。随着移植后时间的延长,其发生率逐渐降低。典型的急性排斥反应表现为尿量突然减少、发热、血压升高、体重迅速增加、血清肌酐上升明显。移植肾肿大和疼痛是发生急性排斥反应时较为常见的早期症状。

4. 慢性排斥反应　　大多数在术后几个月至1年出现,进行性慢性排斥可使约50%的移植肾在1年内完全失去功能,主要表现为无特殊原因渐进性的蛋白尿和(或)无尿、高血压、贫血。病变进程比较缓慢,临床症状不明显,往往呈隐匿性。多数患者肾血流量减少,血清肌酐逐渐升高,继而导致肾功能进行性损害,直至功能衰竭。

治疗选择

1. 超急性排斥反应　　迄今尚无有效的治疗方法,一旦诊断明确,应尽早摘除移植肾,恢复透析治疗。

2. 加速性排斥反应　　一旦确诊,须迅速加强抗排斥治疗。①激素冲击治疗:大剂量甲泼尼龙500毫克,冲击治疗3天;②如果大剂量甲泼尼龙效果不佳,尽早使用抗人淋巴细胞免疫球蛋白;③上述治疗的同时可采用血浆置换或免疫吸附治疗。

3. **急性排斥反应**　　关键在于早期诊断、尽早治疗。药物选择同加速性排斥反应。

4. **慢性排斥反应**　　目前,尚无有效治疗方法。防治重点是针对其危险因素进行干预:①定期检测免疫抑制剂药物浓度;②控制高血压;③控制高血脂;④控制蛋白尿;⑤提高服药依从性。

预后

不同类型排斥反应的预后存在明显差异。超急性排斥反应的特点是它为不可逆的排斥反应,也是临床上最为强烈和严重的排斥反应,一旦发生,必须立即切除移植肾;加速性排斥反应的特点是反应程度剧烈、病程进展快,治疗困难,预后不良;急性排斥反应及时治疗后预后较好;慢性排斥反应目前尚无有效的治疗方法,无法逆转,可通过适当的干预措施延缓疾病进展。

(二)肾移植术后感染

概述

患者由于移植术后长期服用免疫抑制剂,机体的免疫水平降低,机体对各种病毒、真菌和细菌的抵抗能力降低,容易发生感染。肾移植术后感染是移植术后早期死亡的重要原因之一,因此肾移植术后患者应尽可能地采取措施预防感染,若发生感染,应尽快确立病原微生物学诊断,并制订有效的治疗方案。

分类

1. **细菌感染**　　在移植术后最为常见。常见的细菌是大肠杆菌、变形杆菌、肠球菌、肺炎链球菌和金黄色葡萄球菌等,多为混合感染。

2. 病毒感染 移植受者术前处于肾脏疾病的终末期,体质较弱,加之术后服用免疫抑制剂,机体抵抗力较弱,病毒感染的发生率较高,尤其像巨细胞病毒(cytomegalovirus,CMV)、疱疹病毒、EB病毒感染在肾移植受者中比较常见。

3. 侵袭性真菌感染 侵袭性真菌感染为移植肾失去功能和受者死亡的重要原因之一,主要致病菌为念珠菌和曲霉菌,其次为新型隐球菌、卡氏肺孢子菌等。

🌱发病原因

肾移植受者由于术后需长期口服糖皮质激素及免疫抑制剂,使机体细胞免疫和体液免疫受到不同程度的抑制,从而导致呼吸道、泌尿道、皮肤等部位发生感染的危险性增加。肾移植术后感染的原因既有供肾因素也有患者因素,主要包括:

(1)供者可疑感染或潜伏感染的病原微生物通过移植肾带入受者体内。

(2)尸体供肾在摘取过程中难以避免被污染。

(3)术前患者低蛋白血症、营养不良和重要脏器功能不全等导致免疫功能减退。

(4)免疫抑制剂的使用导致粒细胞缺乏,感染风险增加。

移植后环境暴露因素如生活环境中的微生物是出院后患者外源性感染的重要来源。

🌱临床表现

由于抗排斥药物对免疫系统的抑制,肾移植术后感染临床表现通常不典型,症状常被掩盖。早期最常见的症状是发热。肺部感染可出现持续低热,新出现的咳嗽或气促往往提示严重感染的可能。泌尿系统除尿频、尿急、尿痛等典型症状外,严重者还可能出现血尿和尿色浑浊。急性巨细胞病毒感染可有发热、乏力、肌痛等全身症状。辅助检查方面,肺部感染可有胸部X线改变,实验室检查白细胞、中性粒细胞计数升高;巨细胞病毒感染时可有血或尿巨细胞病毒DNA阳性,PP65抗原阳性,活动期IgM抗体可呈阳性。

预后

感染相关并发症的预后与感染严重程度、病原菌类型、治疗及时性、机体免疫状态等因素密切相关。改善肾移植术后患者感染最有效的措施是供体/受体的积极筛查和全面评估、合理的抗生素预防和治疗、恰当的免疫抑制方案。肾移植术后,患者及其家属应加强对健康状况的关注,如有以上感染表现应及时就医,争取早期诊断、及时救治,提高救治成功率,从而改善预后。

(三)肾移植术后消化道并发症

概述

肾移植术后消化道并发症的发生率为5% ~ 20%。最常见的消化道症状包括口腔病变、消化性溃疡和腹泻等。近年来,随着移植术后糖皮质激素的用量趋于减少,胃肠道溃疡、出血的发病率逐步下降。

分类

肾移植受者术后消化道并发症最常见的包括口腔病变(牙龈增生、复发性口腔溃疡、口腔念珠菌病)、消化性溃疡和腹泻等。

🍎发病原因

牙龈增生与药物如环孢素、钙通道阻滞剂（CCB，即地平类）的使用相关。这些药物直接影响细胞代谢，促进牙龈成纤维细胞增殖，增加牙龈结缔组织细胞外基质（尤其胶原成分）的合成和堆积，从而形成药物性牙龈增生。同时，肾移植患者免疫力低下，对病原微生物的抵抗力较弱，易致口腔菌斑聚积，发生牙龈炎甚至牙周炎，菌斑刺激或炎症反应均可加重牙龈增生。巨细胞病毒感染或西罗莫司的应用可导致复发性口腔溃疡。口腔念珠菌病则可能与广谱抗菌药物或免疫抑制剂的应用有关。

消化性溃疡是因为胃酸、胃蛋白酶的侵袭作用与黏膜的防御能力之间失去平衡，胃酸对黏膜产生自我消化引起的结果。肾移植术后消化性溃疡的常见因素有大剂量糖皮质激素的应用，手术、长期透析的应激影响和焦虑、紧张等精神因素。术后2个月左右及抗急性排斥治疗后是消化性溃疡多发期，移植前有溃疡病史的患者在移植后更易发生消化性溃疡。

腹泻的病因复杂，常见病因：①感染性腹泻，包括细菌、真菌、病毒（巨细胞病毒、轮状病毒）等导致的腹泻；②免疫抑制剂相关性腹泻；③抗生素相关性腹泻。

🍎临床表现

1. 口腔病变　牙龈增生表现为全口牙龈乳头及游离龈不同程度增生，呈小球状、结节状；复发性口腔溃疡表现为口腔黏膜单发或多发的边界清楚的圆形结构；口腔念珠菌病表现为口腔黏膜呈点状、斑块状红色或白色浸润。

2. 消化性溃疡　移植后消化性溃疡多发生在移植后早期，

无特异性表现,多为上腹不适、反酸,偶有恶心、上腹压痛。严重者可出现消化道出血,表现为呕血、黑便、血便等。

3. 腹泻　　每日大便3次以上,或出现大便形状改变,且大便为水样或糊状。术后早期出现的腹泻多半是由手术禁食等因素引起,腹泻持续时间短,一般不需要特殊处理。免疫抑制剂霉酚酸酯所导致的腹泻通常持续时间长,粪便量多而稀,伴或不伴有腹痛,且一般的止泻药物无法缓解。

治疗选择

1. 口腔病变

(1)牙龈增生:主要是加强口腔卫生,消除菌斑和牙龈炎症,去除口腔局部不良刺激因素,避免同时使用诱发牙龈增生的药物如钙通道抑制剂,严重无法耐受者告知医生,请医生考虑评估方案,如将环孢素调整为他克莫司治疗。

(2)复发性口腔溃疡:目前没有特异的针对性治疗方法,治疗原则主要是对症治疗、减轻疼痛、促进愈合,如创面涂抹碘甘油、复方氯己定含漱液漱口。

(3)口腔念珠菌病:对于肾移植患者,免疫抑制剂无法停用,可选择对症治疗。可采用制霉菌素制成5万～10万单位/毫升的水混悬液,局部涂布,每2～3小时1次,涂布后可咽下,也可用含漱剂漱口等。

2. 消化性溃疡

(1)预防:肾移植术后的消化性溃疡以预防为主,移植前有溃疡病史的患者,需在溃疡稳定后再接受移植。术后尽量控制使用大剂量糖皮质激素。

(2)一般治疗:规律生活,劳逸结合,避免过度劳累和精神紧张。饮食上,定时进餐,避免辛辣及过咸食物、浓茶、含酒精和咖啡因类饮料。

(3)抗酸分泌:溃疡的愈合尤其是十二指肠溃疡的愈合与抑酸强度和时间成正比,目前常用的抗酸分泌药物有西咪替丁、雷尼替丁等H_2受体拮抗剂及奥美拉唑、泮托拉唑等质子泵抑制剂。

(4)保护胃黏膜:使用较多的有硫糖铝、胶体果胶铋、枸橼酸铋钾等药物。

3. 腹泻治疗　　对症治疗包括饮食处理(轻、中型腹泻予清淡流质或半流质饮食,重型伴呕吐者可暂禁食)、口服或静脉补液纠正水电解质紊乱,严重水样便者给予止泻治疗,用活菌制剂来改善肠道微环境。病因治疗包括抗生素的使用和免疫抑制剂的调整。

🍎预后

口腔病变经积极对症治疗,预后较好;消化道溃疡经过有效的药物治疗,愈合率达到95%,死亡率已降至1%以下,死亡的主要原因是大出血和急性穿孔等并发症,尤其是老年患者或其他伴有严重并发症的患者;腹泻短期即可痊愈,预后良好,免疫抑制剂引起的腹泻一般为慢性过程,迁延不愈者可调整免疫抑制剂。

(四)肾移植术后高血压

🍎概述

肾移植术后高血压定义为收缩压≥140毫米汞柱和(或)舒张压≥90毫米汞柱,它是肾移植术后患者常见的合并症,有数据显示肾移植术后高血压的发生率为40%～100%,而且肾移植术后高血压的发生率随着时间的延长而增加。而早期高血压影响移植肾的存活,后期则影响受者的生活质量,同时也是导致移植受者发生心血管疾病的一个显著危险因素。

分类

肾移植术后高血压没有明确分类,可以简单地分为肾移植术前已患的高血压及术后发生的高血压,而术后高血压可以是由移植肾动脉狭窄、移植肾延迟恢复等导致的高血压,也可以是药物性高血压。

发病原因

绝大多数肾移植受者移植前已患高血压,这部分患者约95%为原发性高血压。而原发性高血压的病因尚未明确,其最主要的危险因素是高钠、低钾饮食,其他危险因素包括超重和肥胖、过量饮酒、精神紧张、体力活动不足等。部分患者为肾移植术后发生的高血压,其可能的原因为移植肾动脉狭窄、移植肾延迟恢复、急性排斥反应、慢性移植肾失功、原有肾脏疾病复发及移植肾新生肾病等。同时,肾移植受者术后长期服用免疫抑制剂和糖皮质激素也可引起高血压。

临床表现

此类患者一般缺乏特殊的临床表现,约20%的患者无症状,仅在测量血压时被发现,常见症状有头晕、头痛、疲劳、心悸等,呈轻度持续性,多数可自行缓解,紧张或劳累后加重,也可出现视物模糊等,少数患者病情急骤,进展迅速,可有剧烈头痛、眼底出血等,如处理不及时,对患者危害很大。

治疗选择

1. **非药物治疗（生活方式干预）** 确诊为高血压的患者应及时启动并长期坚持生活方式干预，即"健康生活方式六部曲"——限盐减重多运动，戒烟限酒心态平。生活方式干预不仅可明显降低血压，也可预防心血管疾病。

2. **药物治疗** 患者的具体情况影响初始治疗和维持治疗的药物选择。肾移植受者大多只有一个功能肾脏，使用降压药物需要更加注意平稳降压、避免有效血容量不足，密切监测移植肾功能。肾移植受者术后不同时期的降压药物选择可能不同：

（1）肾移植术后早期（3周内）：利尿剂、地平类、β受体阻滞剂（如美托洛尔、比索洛尔）等均可使用。血管紧张素转化酶抑制剂（普利类）和血管紧张素Ⅱ受体拮抗剂（沙坦类）降压药物可能引起肾脏缺血、高钾血症等不良反应，因此应慎用。

（2）肾移植术后中期（3周～3个月）：地平类药物仍可作为优选，合并蛋白尿的受者可使用普利类或沙坦类药物，容量负荷仍过重的受者可选用噻嗪类利尿剂。

（3）肾移植术后晚期（3个月以后）：普利类或沙坦类药物较为常用，尤其是合并蛋白尿时。

预后

肾移植术后高血压自然病程或预后受高血压的严重程度和其他多种危险因素影响。轻度高血压且无其他危险因素的患者预后较好。心血管疾病家族史，血压升高时年龄较轻，合并心、脑、肾等器官损害均可影响患者预后。因此，高血压应早发现、早干预、早治疗。

（五）肾移植术后血脂异常

概述

血脂异常也是肾移植术后常见并发症之一，发生率为60%～70%，与其他心血管风险因素相互作用，导致动脉粥样硬化，增加心脑血管病的发病率，也是慢性移植肾功能不全的重要危险因素之一。

血脂异常通常指血浆中总胆固醇、三酰甘油和（或）低密度脂蛋白胆固醇（LDL-C）升高和（或）高密度脂蛋白胆固醇（HDL-C）降低。通常血脂异常可见于不同年龄、性别的人群，患病率随年龄而增高，高胆固醇血症高峰在50～69岁，50岁以前男性高于女性，50岁以后女性高于男性。此外，抗排斥药物也可导致肾移植受者的血脂异常。

分类

血脂异常包括高胆固醇血症、高三酰甘油血症、混合性高脂血症和低高密度脂蛋白胆固醇血症，详见表1。

表1 血脂异常的临床分类

分类	总胆固醇	三酰甘油	高密度脂蛋白胆固醇
高胆固醇血症	增高	—	—
高三酰甘油血症	—	增高	—
混合型高脂血症	增高	增高	—
低高密度脂蛋白胆固醇血症	—	—	降低

发病原因

肾移植术后血脂异常除了与年龄、性别、饮食习惯、糖尿病、体重等常见因素有关外，还与术后蛋白尿、移植肾功能和利尿剂、糖皮质激素、环孢素、西罗莫司等药物有关，尤其西罗莫司和泼尼松的作用更为明显，其与移植后血脂异常形成密切相关。

🍎临床表现

多数血脂异常患者无任何症状和异常体征，而于血液生化检查时被发现。血脂异常后期可表现为动脉粥样硬化、黄色瘤、早发性角膜环和脂血症眼底改变，严重的高胆固醇血症有时可出现游走性多关节炎、严重的高三酰甘油血症可诱发急性胰腺炎。

🍎治疗选择

1. 生活方式干预

（1）饮食调整：是血脂异常的基础治疗措施。建议每日摄入胆固醇小于300毫克，以谷类、薯类为主，其中添加糖的摄入不应超过总能量的10%（对于肥胖和高三酰甘油血症者要求比例更低）。

（2）运动：建议每周5～7天，每次30分钟中等强度代谢运动，或根据个人条件进行适度运动。

（3）其他：戒烟、限盐、限制饮酒。

2. 药物治疗　对于大部分术前血脂正常、继发于肾移植术后的轻度高脂血症患者，生活方式干预可取得一定疗效，效果不满意时及时开始药物治疗。药物选择需考虑调脂药物对移植肾功能的影响及与免疫抑制剂之间的相互作用。临床常用治疗药物分为五类：①他汀类；②贝特类；③烟酸类；④树脂类；⑤胆固醇吸收抑制剂。

预后

经积极的综合治疗,本病大多数预后良好。

(六)肾移植术后糖尿病

概述

肾移植术后糖尿病是肾移植后常见的并发症之一。肾移植受者使用免疫抑制剂与移植后新发糖尿病相关。肾移植后新发糖尿病又称肾移植术后糖尿病,能增加其他移植并发症的风险,如排斥反应、移植物功能减退或丧失及感染等,也是导致移植后心血管并发症的主要原因,最终影响受者的长期生存。患者在移植后数周内血糖升高非常普遍,但并非所有术后高血糖最终都会发生糖尿病。早期防治有利于提高移植后新发糖尿病的预防和治疗质量,改善器官移植受者的预后。

分类

肾移植术后糖尿病是指移植前糖代谢正常或处于糖尿病前期病变,肾移植受者进入移植稳定期后血糖持续异常,且符合糖尿病诊断标准。肾移植术后糖尿病诊断标准与一般人群的糖尿病相同。前期是指血糖高于正常,但未达到糖尿病诊断标准,包括空腹血糖异常和糖耐量异常。

很大一部分肾移植受者在接受移植手术前已经存在血糖异常,但患者可能并没有发现。肾移植术后糖尿病与普通人群中的2型糖尿病在发病机制、诊断和治疗中存在一定的相似之处。

🍎发病原因

手术后早期病情不稳、抗排斥治疗、感染及其他危险因素的共存是造成血糖普遍升高的原因。肾移植术后糖尿病的原因主要包括钙调磷酸酶抑制剂、糖皮质激素等药物因素，血糖负荷增加，疾病状态的影响，以及性别、年龄、种族、肥胖、移植前糖耐量或空腹血糖受损等其他危险因素的作用。

1. 药物因素

（1）钙调磷酸酶抑制剂：是肾移植术后普遍应用的免疫抑制剂，主要包括他克莫司和环孢素，可能影响胰岛 B 细胞的生长和功能，引起血糖升高甚至导致移植后新发糖尿病，其中他克莫司的升血糖作用更强。

（2）糖皮质激素：可通过刺激胰高血糖素分泌，导致肝脏产糖增加，与使用剂量相关；还可增加胰岛素抵抗、抑制胰岛素分泌。糖皮质激素剂量进一步增加时，可诱导胰岛细胞凋亡。

2. 血糖负荷增加　　手术前后的应激和麻醉相关因素能导致血糖升高。此外，不健康的饮食习惯如大量摄入快速吸收的碳水化合物和饱和脂肪酸及围手术期缺乏运动等是导致血糖升高，并发展成移植后新发糖尿病的因素。

3. 疾病状态的影响　　终末期肾病患者由于肾功能不全，胰岛素清除减慢，而同时这些患者的胰岛素抵抗增加，因而血糖维持相对平衡状态。移植后肾功能恢复，胰岛素清除加快至正常，而胰岛素抵抗状态未解除，因而出现胰岛素相对不足、血糖升高。高血糖本身也是胰岛 B 细胞的应激因子，进一步加重了胰岛 B 细胞损伤。这就产生了一种高血糖－低胰岛素的恶性循环，影响患者的预后。

4. 其他危险因素的作用 传统的2型糖尿病发病因素均与肾移植术后糖尿病发病密切相关。移植时年龄＞45岁、非白种人、移植前肥胖、移植前存在代谢综合征等,这类患者的移植后发病风险更高。丙型肝炎病毒、巨细胞病毒感染也会增加发病风险。移植前积极抗病毒治疗能降低发病风险。多种肾脏疾病如间质性肾炎、常染色体显性多囊肾等均证实与肾移植术后糖尿病发生风险增加有关。

临床表现

糖尿病典型症状为多尿、多饮、多食、体重减少,又称为"三多一少",部分患者可无典型临床症状,或以其中一种症状为主,或表现为其他不典型症状。常见表现有:

(1)排尿量及次数增多。

(2)喝水很多但还是口干。

(3)刚吃完饭就感觉饿。

(4)明明吃很多,体重却在下降。但是,多数患者体重只是比最重时的体重下降。

(5)慢性疲劳感、身体乏力。

(6)其他:可出现神经系统并发症,可有肢体麻木、针刺感、烧灼样疼痛、皮肤蚁走感、瘙痒等感觉异常,也有表现为便秘、腹泻、心悸、出汗、直立性低血压等,女性可有外阴瘙痒。病程延长可有视力损害。部分患者免疫力下降,易并发感染。中老年患者常有骨质疏松,表现为腰腿痛。

糖尿病的症状"五花八门",因人而异。一些患者无典型临床症状,或症状较轻,但这些不能说明无糖尿病,也不完全代表糖尿病的严重程度。一些患者直至出现急性并发症如酮症酸中毒、高渗性昏迷或严重的慢性并发症如视网膜病变导致的失明、糖尿病足导致的足部破溃难以愈合、糖尿病肾病导致的肾衰竭、糖尿病大血管病变导致的心脑血管意外等时才被发现患有糖尿病。

❤治疗选择

目前,肾移植术后糖尿病常用的方案是在密切监测的基础上,积极使用胰岛素应对术后早期高血糖,稳定后逐步转变成胰岛素、口服降糖药、生活方式干预的综合性治疗策略。生活方式调整是基础,应贯穿糖尿病治疗的全程。

1. 降糖治疗　　肾移植术后糖尿病的降糖治疗药物包括口服降糖药物和注射用降糖药物。

2. 调整免疫抑制剂方案　　免疫抑制剂方案的调整也是肾移植术后糖尿病防治的重要策略。充分平衡排斥反应和高血糖的风险,必须在确保移植肾的安全、不增加排斥反应的前提下进行免疫抑制剂调整。

❤预后

肾移植术后糖尿病显著增加患者病死率及心肌梗死等心血管疾病风险,并可能导致移植肾的功能丧失。良好的血糖控制对于防治移植后并发症有重要意义,糖尿病患者应遵循医务人员的指导,控制好血糖,并实现综合控制目标,可以防止或延缓并发症的发生。

(七)肾移植术后高尿酸血症

❤概述

高尿酸血症是嘌呤代谢障碍引起的代谢性疾病,在正常饮食下，非同一天两次空腹血尿酸水平男性＞420微摩尔/升，女性＞360微摩尔/升，即可诊断为高尿酸血症。肾移植术后患者尿酸排泄率降低，易导致肾移植术后高尿酸血症甚至痛风，痛风是肾移植受者常见并发症之一。肾移植术后痛风的发病率为2%～13%，可在肾移植术后的几个月至几年中发生。

分类

高尿酸血症临床上分为原发性和继发性两大类。原发性高尿酸血症多由先天性嘌呤代谢异常所致，常伴有肥胖、糖脂代谢紊乱、高血压、动脉硬化和冠心病等。继发性高尿酸血症由某些系统性疾病如肾脏疾病、恶性肿瘤、溶血性贫血等，或者药物如利尿剂、乙胺丁醇、水杨酸类（阿司匹林、对氨基水杨酸）及烟酸等引起。

发病原因

人体内产生尿酸的80%来源于内源性嘌呤代谢，20%来源于富含嘌呤或核酸蛋白食物。正常人体内血清尿酸浓度在一个较窄的范围内波动。一般而言，人体内尿酸含量随年龄的增加而增高，女性绝经期后更为明显。通常发生高尿酸血症的原因有：①尿酸生成增多，由一些代谢酶的缺陷所致。②尿酸排泄减少，如肾脏疾病引起尿酸排泄障碍。

患者肾移植术后高尿酸血症主要与尿酸排泄率降低、免疫抑制药物（如环孢素、硫唑嘌呤、他克莫司）及患者少尿期利尿剂的应用等有关。

临床表现

肾移植术后高尿酸血症早期多无症状,仅有波动性或持续性血尿酸升高,若出现移植后肾功能恢复延迟,则肾移植术后高尿酸血症或痛风的患病率增加,若不积极治疗,部分患者进展为痛风,可表现为痛风性关节炎、痛风石、痛风性肾病等。

治疗选择

1. 生活方式干预

(1)体重管理:保持理想体重,超重或肥胖的患者应缓慢减重,达到并维持正常体重。

(2)饮食管理:应避免高嘌呤食物,如动物内脏和贝类、牡蛎、龙虾等带甲壳的海产品及浓肉汤、肉汁等。限制食用较高嘌呤含量的动物性食品,如牛肉、羊肉、猪肉等;鱼类食品;含较多果糖和蔗糖的食品。急性痛风发作、药物控制不佳或慢性痛风石性关节炎的患者还应禁用含酒精饮料。

建议这类患者选择食用脱脂或低脂乳类及其制品(每日300毫升)、蛋类(如鸡蛋每日1个)、足量的新鲜蔬菜(每日应达到500克或更多),并鼓励患者摄入低嘌呤的谷类食物和充足饮水(包括茶水和咖啡等),每日至少2 000毫升。

2. 药物治疗　若生活方式干预血尿酸控制不佳,需及时就诊,经临床医生评估后接受药物治疗。

(1)降尿酸治疗:降尿酸药物主要包括抑制尿酸合成和促进尿酸排泄两大类。前者包括别嘌醇和非布司他等,后者有苯溴马隆等。

(2)碱化尿液治疗:推荐将尿pH维持在6.2 ~ 6.9,以增加尿中尿酸溶解度,但尿pH过高可增加磷酸钙和碳酸钙等结石形成风险。常用药物有碳酸氢钠。

（3）痛风急性发作期的药物治疗：急性期应卧床休息，抬高患肢、局部冷敷。应尽早给予药物控制，秋水仙碱或非甾体抗炎药是急性关节炎发作的一线治疗药物，上述药物有禁忌或效果不佳时可考虑选择糖皮质激素控制炎症。

🍎预后

经积极的综合治疗，肾移植术后高尿酸血症治疗效果良好，若长期控制不佳，易并发糖尿病、心血管疾病等。

━━━━ 药 物 治 疗 ━━━━

🍎治疗目标

1. 概述　　肾移植术后药物治疗的目的是既能防止排斥反应的发生，又能减少感染的发生率，使机体处于最佳的免疫抑制状态。

2. 肾移植并发症

（1）排斥反应：尽早确诊排斥反应类型，进行抗排斥治疗。

（2）肾移植术后感染：积极针对病因治疗。根据病原菌、感染部位、感染严重程度和患者的生理、病理情况及抗菌药物特点制订抗菌治疗方案，以求患者感染症状缓解、微生物学培养转阴性、影像学显示炎性病变改善等治疗目标。肾移植患者自觉术后发生感染时，切勿随意服用抗菌药物，应及时前往医院就诊，以免造成误诊耽误病情。

（3）肾移植术后消化道并发症：口腔病变治疗目的是对症治

疗,缓解疼痛等局部症状;消化道溃疡治疗目的是缓解症状,促进溃疡愈合,防止消化道出血。腹泻主要针对病因治疗,减少排便次数,缓解腹部不适,维持水电解质平衡,保证患者营养摄入。在未明确病因之前,慎用止泻药和止痛药,以免造成误诊耽误病情。

(4)肾移植术后高血压:肾移植术后不同时期高血压的控制目标有所不同。在肾移植术后早期(3周内)血压控制目标可适当放宽(<150/90毫米汞柱);肾移植术后中期(3周~3个月)受者病情趋于稳定,目标血压<140/90毫米汞柱;肾移植术后长期(3个月以后)降压的着眼点在于减少心血管事件及保护移植肾功能,若受者可以耐受,血压控制目标可以更低(<130/80毫米汞柱)。

(5)肾移植术后血脂异常:治疗血脂异常最主要的目的是防治缺血性心脑血管疾病。而降低低密度脂蛋白胆固醇水平是防控动脉粥样硬化性心血管疾病危险的首要干预靶点,非高密度脂蛋白胆固醇可作为次要干预靶点。肾移植受者高脂血症治疗目标为空腹三酰甘油小于5.7毫摩尔/升;低密度脂蛋白胆固醇成人小于2.6毫摩尔/升,13~18岁的青少年小于3.4毫摩尔/升;非高密度脂蛋白胆固醇升高者,成人非高密度脂蛋白胆固醇<3.36毫摩尔/升,13~18岁的青少年非高密度脂蛋白胆固醇<4.14毫摩尔/升。

(6)肾移植术后糖尿病:对于所有糖尿病患者而言,糖尿病的近期治疗目标是将血糖控制在适宜的范围内,远期目标是预防慢性并发症的发生,提高患者的生活质量。

肾移植术后糖尿病出现后,患者应该常规接受空腹血糖和糖化血红蛋白复查。空腹血糖应在4.4~7.0毫摩尔/升,非空腹血糖应<10毫摩尔/升,可将糖化血红蛋白为7.0%~7.5%作为治疗目标,每3个月复查1次。为避免低血糖反应,治疗目标不宜≤6.0%。接受非药物治疗、口服降糖药或胰岛素治疗的患者应进行自我血糖监测。此外,患者还应每年接受糖尿病并发症筛查,如视网膜病变、糖尿病肾病和微量白蛋白尿。

(7)肾移植术后高尿酸血症:无痛风发作的患者建议血尿酸控制在420微摩尔/升以下;无痛风发作患者如合并尿酸性肾结石或肾功能损伤、高血压、糖耐量异常或糖尿病、血脂紊乱、肥胖、冠心病、卒中、心功能不全中的一项,建议血尿酸控制在360微摩尔/升以下;合并痛风发作的患者,建议其将血尿酸控制在360微摩尔/升以下;如出现痛风石、慢性痛风性关节炎或痛风性关节炎频发的患者,建议将血尿酸控制在300微摩尔/升以下;但不建议降至180微摩尔/升以下。

🐾常用药物

以下各表列出了肾移植术后及主要并发症的常用口服药物及患者可以在家使用的胰岛素注射剂的适应证、禁忌证、服用时间、不良反应、储存条件。

1. 概述　肾移植术后常用药物主要为免疫抑制剂,具体见表2。

2. 并发症用药

(1)排斥反应用药:常用药物包括糖皮质激素、单克隆抗体或多克隆抗体。慢性排斥反应可以从免疫性和非免疫性两方面进行干预,对于伴随蛋白尿的受者,采用的药物见表3。

表 2 肾移植术后常用药物

常用药物	适应证	禁忌证	服用时间	不良反应	储存条件
泼尼松	与其他免疫抑制剂联用以预防排斥反应	肾上腺皮质激素类药物过敏者禁用；高血压、血栓症、消化性溃疡、精神病、电解质代谢异常者、心肌梗死、内脏手术、青光眼等患者及真菌和病毒感染者不宜使用	餐后	较大剂量可引起消化性溃疡、高血压、糖尿病、骨质疏松、肌肉萎缩、伤口愈合延缓、感染、白内障等	遮光，密封（10～30℃）保存
甲泼尼龙	与其他免疫抑制剂联用以预防排斥反应	全身性真菌感染及已知对甲泼尼龙过敏者禁用；儿童、糖尿病、高血压、精神病、某些传染性疾病（如肿结核）或某些病毒引发的疾病（如疱疹和波及眼部的带状疱疹）的患者，应进行严格的医疗监督并尽可能缩短用药期	餐后	较大剂量可见消化性溃疡、高血压、糖尿病、骨质疏松、肌肉萎缩、伤口愈合延缓、感染、白内障等	密闭，15～25℃保存
环孢素	与其他免疫抑制剂联用以预防排斥反应	对环孢素及其任何赋形剂过敏者禁用	空腹或餐后2小时	常见不良反应有胃肠功能紊乱、牙龈增生、肾功能异常、高血压、多毛症、震颤、无力、头痛、血脂升高等	遮光，密封保存
他克莫司	与其他免疫抑制剂联用以预防排斥反应	妊娠期妇女、对他克莫司或其他大环内酯类药物过敏者或者对胶囊中其他成分过敏者禁用	空腹或餐后2小时	常见不良反应有胃肠功能紊乱、肾功能异常、高血压、高血糖、多毛症、震颤、头痛、视觉异常等包括弱视、白内障、畏光等	遮光，密封保存

续表

常用药物	适应证	禁忌证	服用时间	不良反应	储存条件
吗替麦考酚酯	与其他免疫抑制剂联用以预防排斥反应	对吗替麦考酚酯、麦考酚酸或药物中的其他成分过敏者禁用；妊娠期妇女禁用；用本品可能增加流产、先天性畸形等的风险	空腹或餐后2小时	胃肠道系统不良反应最为常见，临床表现为恶心、呕吐、腹泻、便秘及消化不良，严重时甚至出现消化道出血。其他不良反应有骨髓抑制如贫血、白细胞减少、血小板减少及中性粒细胞减少，条件致病菌感染如巨细胞病毒感染、带状疱疹及皮肤黏膜念珠菌感染、高血压、高血糖、血尿	遮光、密封保存
西罗莫司	与其他免疫抑制剂联用以预防排斥反应	对西罗莫司、西罗莫司的衍生物或本品中任何成分过敏的患者禁用	应恒定地与食物或不与食物同服	常见不良反应有淋巴囊肿、外周性水肿、发热、头痛、高血压、腹痛、腹泻、便秘、恶心、贫血、血小板减少症、高脂血症、高胆固醇血症、低磷血症、高血糖、低钾血症、乳酸脱氢酶升高、肌酸酐升高、肝功能检查异常	遮光、密封保存
咪唑立宾	用于抑制肾移植后的排异反应	白细胞数在3 000/立方毫米以下的患者及妊娠期或可能妊娠的妇女禁用		血液系统不良反应有白细胞减少、血小板减少、红细胞减少；消化系统不良反应有厌食、体重下降、偶见恶心、呕吐、腹泻；也可出现肝功能损害、脱毛、口炎、尿酸升高	遮光、密封保存
硫唑嘌呤	与皮质类固醇和（或）其他免疫抑制剂及治疗措施联用以预防排斥反应	对硫唑嘌呤或其他任何成分有过敏史者禁用	饭后以足量水吞服	过敏反应包括全身不适、皮疹、关节痛等；骨髓抑制有白细胞减少症、贫血和血小板减少症，常与剂量呈相关性；胃肠道反应包括首次服用时可出现恶心；脱发；远期肿瘤的发生率增加	25℃以下避光保存

表3　肾移植术后合并蛋白尿用药

常用药物	适应证	禁忌证	服用时间	不良反应	储存条件
雷公藤总苷	对于肾移植术后伴蛋白尿患者有一定的作用	①儿童、育龄期有孕育要求者、妊娠期和哺乳期妇女。②心、肝、肾功能不全者,严重贫血、白细胞和血小板降低者,胃、十二指肠溃疡活动期及严重心律失常者禁用	饭后服用	服药期间可引起月经紊乱、精子活力及数目减少、白细胞和血小板减少,停药后可恢复	密封保存
百令胶囊	主要成分为冬虫夏草,补肺肾,益精气。用于慢性肾功能不全的辅助治疗	尚不明确	饭前、饭后均可	个别患者咽部不适	密封保存
金水宝胶囊	主要成分为冬虫夏草,用于慢性肾功能不全的辅助治疗	尚不明确	饭前、饭后均可	尚不明确	密封保存

（2）肾移植术后感染用药：见表4。

（3）肾移植术后消化道并发症用药：常用药物具体见表5。

表4 肾移植术后感染用药

常用药物	适应证	禁忌证	服用时间	不良反应	储存条件
氟康唑	用于全身性念珠菌病、隐球菌病、黏膜念珠菌病	对氟康唑及其无活性成分或其他唑类药物过敏的患者禁用。多剂量接受氟康唑每日400毫克或更高剂量治疗的患者禁止与同时服用将非而定。接受氟康唑治疗的患者禁止同时服用延长Q-T间期和经过CYP3A4酶代谢的药物，如西沙必利、阿司咪唑、红霉素等	饭后服用	恶心、呕吐、腹痛或腹泻；皮疹；偶发剥脱性皮肤病；伴丙转氨酶升高，偶有肝毒性症状；白细胞减少、包括中性粒细胞减少和粒细胞缺乏症、血小板减少；头痛；Q-T间期延长、尖端扭转型室性心动过速等	密闭,遮光保存
伏立康唑	用于侵袭性曲霉病的序贯治疗	对其活性成分或赋形剂过敏者禁用。禁止与CYP3A4底物、特非那定、西司必利、匹莫齐特或奎尼丁合用；禁止与西罗莫司、利福平、卡马西平、长效巴比妥类联合使用；禁止与高剂量的依非韦伦（每次400毫克及以上，每日1次）合用；禁止与高剂量的利托那韦（每次400毫克及以上，每日2次）联合使用；禁止与麦角生物碱类药物（麦角胺、双氢麦角胺）联合使用；禁止与贯叶连翘提取物（即金丝桃素）联合使用	饭后或饭前至少1小时服用	视觉障碍、发热、恶心、皮疹、呕吐、头痛、肝功能检查值升高、心动过速、幻觉	密闭,遮光保存
泊沙康唑	用于预防侵袭性曲霉菌和念珠菌感染	对泊沙康唑、本品的任何成分或其他唑类抗真菌药过敏者禁用；禁止与西罗莫司合用联合使用；禁止与CYP3A4底物联合使用，因为联合使用会导致Q-T间期延长；禁止与主要通过CYP3A4酶代谢的β-羟基-β-甲戊二酸单酰辅酶A（HMG-CoA）还原酶抑制剂联合使用；禁止与麦角生物碱联合使用	200毫克（5毫升），每日3次。必须在进餐期间或饭后立即（20分钟内）服用本品	恶心、腹泻、呕吐、肝酶升高、心律失常和Q-T间期延长、过敏反应等	15～30℃保存

续表

常用药物	适应证	禁忌证	服用时间	不良反应	储存条件
更昔洛韦	用于免疫受损伤引起的巨细胞病毒感染	感染性腹泻，使用广谱抗生素引起的假膜性小肠炎、肠结肠炎、肠梗阻、巨结肠和中毒性巨结肠的患者禁用	与食物同服	粒细胞减少、中性粒细胞减少及血小板减少	密封、干燥处保存
缬更昔洛韦	用于预防高危实体器官移植患者的巨细胞病毒感染	已知对缬更昔洛韦、更昔洛韦或药品中任何其他成分有过敏反应的患者禁用	每日1次，与食物同服	腹泻、恶心、中性粒细胞减少、贫血	密封、干燥处保存
阿昔洛韦	用于带状疱疹病毒、单纯疱疹病毒引起的皮肤和黏膜感染	对本品过敏者禁用	口服，每次0.2克，每日5次，(白天每4小时1次)	恶心、呕吐、腹泻、胃部不适、食欲减退、口渴等	密封保存
复方磺胺甲噁唑	为治疗卡氏肺孢子菌肺炎的首选药，也可用于卡氏肺孢子菌肺炎的预防	对磺胺甲噁唑和甲氧苄啶过敏者，巨幼红细胞性贫血患者，妊娠及哺乳期妇女，小于2个月的婴儿，重度肝肾功能损害者禁用	饭后半小时服用	药疹，严重者可发生渗出性多形红斑、剥脱性皮炎和大疱表皮松解萎缩性皮炎等；中性粒细胞减少或缺乏症；血小板减少及再生障碍性贫血；溶血性贫血及血红蛋白尿；高胆红素血症和新生儿黄疸；肝肾损害；恶心、呕吐、胃纳减退、腹泻、头痛、乏力等	遮光、密封保存

表5 肾移植术后消化道并发症常用用药

常用药物	适应证	禁忌证	服用时间	不良反应	储存条件
制霉菌素	口服用于治疗口腔念珠菌药	对本品过敏的患者禁用	饭前、饭后均可	口服较大剂量时可发生腹泻、恶心、呕吐和上腹疼痛等消化道反应	常温保存
奥美拉唑		对本品过敏者,严重肾功能不全者禁用			
兰索拉唑		对本品过敏者及正在使用硫酸阿扎那韦的患者禁用			
泮托拉唑	用于消化性溃疡	对本品过敏者或严重肝功能不全者禁用	饭前半小时	腹痛、腹泻、便秘、消化不良、恶心等发生率较高,也可出现转氨酶升高,口腔黏膜溃疡等	常温保存
雷贝拉唑		对本品、未并咪唑类过敏者禁用			
埃索美拉唑		对本品、其他苯并咪唑类化合物或本品的任何其他成分过敏者及正在使用硫酸阿扎那韦的患者禁用			
枸橼酸铋钾	保护胃黏膜	对本品过敏者、严重肾病患者禁用	饭前半小时服用,第4次于晚饭后2小时服用	服药期间口内可能带有氨味,并可使舌苔及大便呈灰黑色,停药后即自行消失;偶见恶心、便秘	阴凉(≤20℃)干燥处保存
胶体果胶铋	保护胃黏膜	对本品过敏者、妊娠期妇女禁用	饭前1小时及睡前	用药后粪便可呈无沱样的黑褐色,但无其他不适,当属正常反应,停药后1～2天粪便色泽转为正常	常温保存

续表

常用药物	适应证	禁忌证	服用时间	不良反应	储存条件
硫糖铝	用于慢性胃炎及缓解胃酸过多引起的胃痛、胃灼热感、反酸	尚不明确	餐前1小时及睡前	便秘较常见；腰痛、腹泻等偶见	阴凉(≤20℃)干燥处保存
西咪替丁	用于消化性溃疡	对本品过敏者禁用；禁与多非利特合用	餐后及睡前服，或睡前每次服	腹泻、乏力、头晕、嗜睡、头痛和皮疹较常见。长期用药或加大剂量时可出现男性乳房发育、阳痿和精神错乱	遮光，常温保存
雷尼替丁	用于缓解胃酸过多所致的胃痛、胃灼热感、反酸	8岁以下儿童禁用。妊娠期及哺乳期妇女禁用	清晨和睡前	恶心、皮疹、便秘、乏力、头痛、头晕等	遮光，常温保存
口服补液盐	用于治疗和预防急、慢性腹泻造成的轻度脱水	少尿或无尿，严重腹泻或呕吐，葡萄糖吸收障碍，肠梗阻、肠麻痹及肠穿孔	腹泻停止后应立即停用	胃肠道不良反应可见恶心、刺激感，多因未按规定溶解本品导致浓度过高而引起	密闭，遮光保存
复方地芬诺酯	用于急、慢性功能性腹泻及慢性肠炎	青光眼、前列腺肿大、严重肝病、脱水、梗阻性黄疸、溃疡性结肠炎患者、儿童、妊娠期妇女禁用	首剂加倍，饭后服，腹泻得到控制时应及时减量	不良反应少见，服药后偶见口干、恶心、呕吐、头痛、嗜睡、抑郁、烦躁、失眠、皮疹、腹胀及肠便阻等，减量或停药后消失	密闭，遮光保存
盐酸洛哌丁胺	止泻药，用于控制急、慢性腹泻的症状	感染性腹泻患者，使用广谱抗生素引起的假膜性小肠结肠炎，肠梗阻，巨结肠和中毒性巨结肠	空腹或饭前半小时服药可提高疗效	不良反应轻，可出现过敏反应如皮疹等，消化道症状如便秘、口干、腹胀、食欲缺乏，胃肠绞窄，恶心、呕吐及头晕、头痛、乏力等	密封，干燥处保存

续表

常用药物	适应证	禁忌证	服用时间	不良反应	储存条件
蒙脱石散	用于急、慢性腹泻。也用于食管、胃、十二指肠疾病引起的相关疼痛症状的辅助治疗	对本品成分过敏者禁用	空腹	偶见便秘、大便干结	密封，干燥处保存
双歧杆菌三联活菌胶囊	主治因肠道菌群失调引起的急、慢性腹泻和便秘，也可用于治疗轻、中型急性腹泻、慢性腹泻及消化不良、腹胀	未进行该项实验且无可靠的参考文献	饭后半小时温水服用	未发现明显不良反应	冷藏、密闭、遮光保存
酪酸梭菌活菌片	用于治疗和改善因各种原因引起的肠道菌群紊乱所致的消化道症状	对本品过敏者禁用，过敏体质者禁用	饭后半小时温水服用	未发现明显不良反应	遮光、密封保存
酪酸梭菌二联活菌散	适用于急性非持异性感染引起的急、慢性腹泻，抗生素等多种原因引起的肠道菌群失调相关的急、慢性腹泻和消化不良	对微生态制剂有过敏史者禁用	饭后半小时用凉开水送服	仅个别患者出现皮疹及胃部不适轻度不良反应	冷藏、密闭、遮光保存
枯草杆菌二联活菌颗粒	适用于因肠道菌群失调引起的腹泻、便秘、胀气、消化不良等	对本品过敏者禁用	饭后用40℃以下温开水或牛奶冲服，也可直接服用	罕见腹泻次数增加，停药后可恢复	遮光、密封保存

（4）肾移植术后高血压用药：常用的降压药物分类见表6。

表6 常用的降压药物分类

分类	代表药物
钙离子拮抗剂	氨氯地平、硝苯地平、左旋氨氯地平、非洛地平、尼群地平、维拉帕米、地尔硫草
血管紧张素转化酶抑制剂（普利类）	卡托普利、依那普利、贝那普利、赖诺普利、福辛普利、雷米普利
血管紧张素Ⅱ受体拮抗剂（沙坦类）	氯沙坦、缬沙坦、厄贝沙坦、替米沙坦、坎地沙坦
β受体阻滞剂	普萘洛尔、比索洛尔、美托洛尔、阿替洛尔、卡维地洛
利尿剂	呋塞米、氢氯噻嗪、吲达帕胺、氨苯蝶啶、螺内酯
α受体阻滞剂	哌唑嗪、特拉唑嗪、多沙唑嗪
单片复方制剂	复方利血平、复方利血平氨苯蝶啶、氯沙坦氢氯噻嗪、缬沙坦氢氯噻嗪、厄贝沙坦氢氯噻嗪、替米沙坦氢氯噻嗪、培哚普利吲达帕胺、氨氯地平缬沙坦、氨氯地平贝那普利、复方依那普利

A. 钙离子拮抗剂：分为二氢吡啶类与非二氢吡啶类，具体见表7。二氢吡啶类药物是药品名字带有"地平"类的各种药物，而非二氢吡啶类药物的代表药物是维拉帕米和地尔硫草。

B. 普利类：其除降压作用外，还可以延缓和逆转心室重构，阻止心肌肥厚的进一步发展，改善预后。临床上常用的有卡托普利、依那普利、贝那普利、赖诺普利、福辛普利、雷米普利等，具体见表8。

C. 沙坦类：是与普利类相类似的一类降压药物，降压作用良好，毒副反应少，耐受性好，并能够保护靶器官。临床上常用的这类药物有氯沙坦、缬沙坦、厄贝沙坦、替米沙坦等，具体见表9。

表7 常用钙离子拮抗剂降压药物特点

常用药物	适应证	禁忌证	服用时间	不良反应	储存条件
氨氯地平		对氨氯地平及本品任何成分过敏者禁用	餐前餐后均可	水肿、头晕、面色潮红、心悸等	遮光、密封保存
二氢吡啶类 硝苯地平	适用于年轻、中、重度高血压，其中二氢吡啶类更适用于容量性高血压	对硝苯地平过敏者、心源性休克患者，妊娠期及哺乳期女性、直肠结肠切除后作回肠造口的患者禁用。不得与利福平联用	餐前餐后均可	外周性水肿、头晕、恶心、乏力和面色潮红等	避光、30℃以下密封保存
左旋氨氯地平		对二氢吡啶类钙拮抗剂过敏的患者禁用	餐前餐后均可	头痛、水肿、头晕、面色潮红、心悸、疲惫、恶心、嗜睡等	遮光、密封、阴凉处保存
非洛地平		失代偿性心力衰竭、急性心肌梗死、妊娠期妇女、不稳定性心绞痛及对本品过敏者禁用	餐前餐后均可	面色潮红、头痛、头晕、心悸、疲劳、踝部水肿、牙周疼等	遮光、密封、25℃以下保存
尼群地平	二氢吡啶类。非二氢吡啶类更适用于高血压合并心绞痛、室上	对本品过敏及严重主动脉狭窄的患者禁用	餐前餐后均可	少见头晕、恶心、低血压、足踝部水肿等	遮光、密封保存
西尼地平		对本品任何成分过敏者、妊娠期妇女及高空作业者应禁用	早饭后服用	尿频、头晕、心律失常	避光、密封、在干燥处保存
非二氢吡啶类 维拉帕米	性心动过速及颈动脉性高血压化的高血压患者	对维拉帕米或本品的其他任何成分过敏者及心源性休克、重度房室传导阻滞、严重左心室功能不全患者禁用	维拉帕米片餐前餐后均可。维拉帕米缓释片最好在餐中或餐后尽快服用	头痛、头晕、胃肠道疾病及心动过缓、心动过速、低血压、面色潮红、外周性水肿等	25℃以下干燥、面干燥、密封保存
地尔硫䓬	非二氢吡啶类更适用于高血压合并心绞痛	病态窦房结综合征未安装起搏器者、重度房室传导阻滞未安装起搏器者，收缩压低于90毫米汞柱、心率低于50次/分者，对本品过敏及充血性心力衰竭患者禁用	餐前或睡前服药	可能出现水肿、头痛、恶心、眩晕、皮疹、无力	遮光、密封保存

表 8 常用普利类降压药特点

常用药物	适应证	禁忌证	服用时间	不良反应	储存条件
卡托普利		对本品或其他普利类过敏者和妊娠期妇女禁用	宜在餐前1小时服药	皮疹,可能伴有瘙痒和发热;心动过速,胸痛,咳嗽,味觉迟钝	遮光,密封保存
依那普利		对本品或其他普利类药物过敏,组织性水肿(先前使用普利类出现血管神经性水肿)、肾动脉狭窄(双侧或单肾)、心脏瓣膜狭窄或左心室流出道梗阻,原发性醛固酮增多症,原发性肝脏疾病或肝功能障碍等患者禁用,妊娠期妇女禁用	晨服	过速降低血压时会出现眩晕,无力,视觉障碍	25℃以下储藏,勿使儿童接触该药
贝那普利	用于高血压、心力衰竭	已知对贝那普利,相关化合物或本品的任何辅料过敏者,有普利类药物引起血管神经性水肿病史者及妊娠期妇女禁用	可在餐中或两餐间服用	头痛,眩晕,心悸,直立不耐受,面色潮红,咳嗽,上呼吸道感染症状	密封,在30℃以下保存
赖诺普利		对本品或其他普利类过敏者,高钾血症患者和妊娠期妇女禁用	可在餐前,餐中或餐后服用	头晕,头痛,腹泻,咳嗽和疲劳	遮光,密封,阴凉处保存
福辛普利		对本品或其他普利类的任何辅料过敏者及普利类引起血管神经性水肿病史者和妊娠期妇女禁用	可在餐前,餐中或餐后服用	头晕,咳嗽,恶心或呕吐,腹泻和腹痛,心悸或盛痒、胸骨肌疼痛,疲劳和味觉障碍	遮光,密封,阴凉(不超过20℃)干燥处保存
培哚普利		对本品或其他普利类过敏,与使用普利类相关的血管神经性水肿史者,遗传或特发性血管神经性水肿和妊娠期妇女禁用	每日清晨餐前服用	头痛,头晕眼花,眩晕,感觉异常,视觉障碍,耳鸣,低血压和与低血压有关的反应,咳嗽,呼吸困难,恶心,呕吐,腹痛,味觉障碍,消化不良,腹泻,便秘	30℃以下密封保存

表9 常用沙坦类降压药物特点

常用药物	适应证	禁忌证	服用时间	不良反应	储存条件
氯沙坦		对本品任何成分过敏者。糖尿病患者不应联合使用本品与阿利吉仑。妊娠期妇女禁用	可与或不与食物同时服用	头晕、直立性低血压	遮光,密封,30℃以下干燥处保存
缬沙坦		对本品或者本品中其他任何赋形剂过敏者和妊娠期妇女禁用	建议每日同一时间用药(如早晨)	水肿、虚弱无力、眩晕	遮光,密封,30℃以下保存
厄贝沙坦		已知对本品成分过敏者、妊娠期第4～9个月及哺乳期妇女禁用	饮食对服药无影响	头痛、眩晕、心悸等,偶有咳嗽	30℃以下干燥处保存
替米沙坦	用于原发性高血压	对本品活性成分及任一种赋形剂成分过敏者,妊娠期及哺乳期妇女,胆道阻塞性疾病患者,严重肝功能损害患者禁用	在餐时或餐后服用均可	常见不良反应为腹痛、腹泻、消化不良,胸痛及流感样症状	常温30℃以下储存
坎地沙坦		对本制剂的成分有过敏史的患者、妊娠或可能妊娠的妇女禁用	可饭后服用	过敏、头晕头痛、恶心呕吐、水肿、咳嗽、倦怠、乏力等	常温(10～30℃)保存
奥美沙坦		对本品所含成分过敏者、妊娠及哺乳期妇女禁用	无论进食与否本品都可以服用	常见不良反应为头晕	遮光,密封保存

D. 利尿剂:这类药物按作用强度可分为三类,强效利尿剂(如呋塞米)、中效利尿剂(如氢氯噻嗪、吲达帕胺)和弱效利尿剂(如氨苯蝶啶、螺内酯),具体见表10。

表10 常用利尿剂降压药物特点

	常用药物	适应证	禁忌证	服用时间	不良反应	储存条件
强效利尿剂	呋塞米		对本品或其他磺胺类药物(如格列齐特、格列美脲、格列吡嗪及塞来昔布等)过敏者及肾衰竭或肝昏迷伴肾衰竭者禁用	宜早晨服药	水和电解质紊乱(低钠、低钾、碱中毒)	遮光,密封,干燥处保存
中效利尿剂	氢氯噻嗪	尤其适合老年高血压、难治性高血压、合并心力衰竭的高血压患者	尚未明确	宜早晨服药	低氯性碱中毒、高尿酸血症、低钾血症、低血压及胃肠功能紊乱	遮光,密封保存
	吲达帕胺		对吲达帕胺或其他磺胺类药物过敏者、严重的肾衰竭、肝性脑病或重度肝损伤、低钾血症者禁用	宜早晨服用	斑丘疹性皮疹、低钾血症、光敏反应、低钠血症等	避光,密闭保存
弱效利尿剂	氨苯蝶啶		高钾血症者禁用	餐时或餐后服药,并尽量早晨给药	常见的不良反应主要是高钾血症	密封保存
	螺内酯		高钾血症者禁用	应于进食时或餐后服药	常见的有高钾血症和胃肠道反应	密封,干燥处保存

　　E. β受体阻滞剂:根据对β受体的相对选择性可分为以下3种。①非选择性β受体阻滞剂,代表药物有普萘洛尔,目前应用较少。②选择性$β_1$受体阻滞剂,代表药物为美托洛尔、比索洛尔和阿替洛尔,目前常用。③非选择性同时作用于β和$α_1$受体的阻滞剂,代表药物为卡维地洛。β受体阻滞剂的用药情况具体见表11。

表11 常用β受体阻滞剂降压药物特点

常用药物		适应证	禁忌证	服用时间	不良反应	储存条件
非选择性β受体阻滞剂	普萘洛尔		支气管哮喘、心源性休克、重度房室传导阻滞、重度或急性心力衰竭、窦性心动过缓、妊娠食后的患者和代谢性酸中毒的某些糖尿病患者禁用	普萘洛尔普通片剂可空腹或与食物共进，缓释片每日1次，早晨或晚上服用	应用本品可出现眩晕、神志模糊、反应迟钝等中枢神经系统不良反应	密封保存
选择性β₁受体阻滞剂	美托洛尔	尤其适用于合并快速性心律失常、冠心病、慢性心力衰竭、主动脉夹层、交感神经活性增高及高动力状态的高血压患者	心源性休克、病态窦房结综合征、重度房室传导阻滞、不稳定、失代偿性心力衰竭、有症状的心动过缓或低血压等的患者禁用	普通片应空腹服药。缓释片最好在早晨服用，可与餐同服，可掰开服用	疲劳、头晕、心动过缓、腹痛等	避光、密封保存
	比索洛尔		急性心力衰竭或处于心力衰竭失代偿期，心源性休克，有症状的心动过缓的患者禁用 重度房室传导阻滞者禁用	每日1次，应在早晨服用，可以在进餐时服用	服药初期偶见轻度微胺倦怠、头晕、头痛等中枢神经紊乱的症状	遮光，密封，室温保存
	阿替洛尔		重度心脏传导阻滞、心源性休克、病态窦房结综合征及严重窦性心动过缓者禁用	每日2次早晚服用，空腹或与食物同服	最常见的不良反应为低血压和心动过缓，其他的不良反应有头晕、四肢冰冷等	密封保存
非选择性同时作用于β和α₁受体的阻滞剂	卡维地洛	同	气管痉挛、重度房室传导阻滞、病态窦房结综合征、心源性休克、严重心动过缓、严重肝损害者禁用	本品须和食物一起服用，以减慢吸收，减少直立性低血压的发生	常见有乏力、心动过缓、直立性低血压、下肢水肿、腹泻、血小板减少、眩晕等	密封、遮光、保存

F. α受体阻滞剂：根据对受体亚型的选择性不同分为三类，即非选择性α受体阻滞剂、选择性α$_1$受体阻滞剂、选择性α$_2$受体阻滞剂，具体见表12。α$_2$受体阻滞剂不作为抗高血压药使用。非选择性α受体阻滞剂包括酚妥拉明、妥拉唑林等，通常用于嗜铬细胞瘤引起的高血压。选择性α$_1$受体阻滞剂以哌唑嗪为代表，一般不作为治疗高血压的一线药物，最大优点是没有明显的代谢不良反应，可用于糖尿病、周围血管病、哮喘及高脂血症的高血压患者。

表12 常用 α 受体阻滞剂降压药物特点

	常用药物	适应证	禁忌证	服用时间	不良反应	储存条件
α受体阻滞剂	哌唑嗪	主要适应证为高血压。哌唑嗪还可用于充血性心力衰竭。特拉唑嗪、多沙唑嗪口服给药还适用于良性前列腺增生引起的症状治疗	对本药或其他喹唑啉类药过敏者禁用	首次给药及以后加大剂量时，均建议在卧床时给药	晕厥，大多数由直立性低血压引起，通常在首次给药后30～90分钟或与其他降压药合用时出现	避光，密闭保存
	特拉唑嗪		已知对α肾上腺素受体拮抗剂敏感者禁用	睡前服用	最常见的有体虚无力、心悸、恶心、外周性水肿、眩晕、嗜睡、鼻充血/鼻炎和视物模糊/弱视	避光，密闭保存
	多沙唑嗪		已知对喹唑啉类（如哌唑嗪和特拉唑嗪）或本品的任何成分过敏者禁用	睡前服用	最常见的不良反应为直立性低血压（很少伴有晕厥）	遮光，密封（10～30℃）保存

G. 单片复方制剂：目前，临床常见的高血压复方制剂主要分

为两大类,即传统复方制剂和现代单片复方制剂,具体见表13。

a. 传统复方制剂:研制始于20世纪60年代,以小剂量复方出现,通常由中枢性降压药利血平、血管扩张药肼屈嗪、利尿剂氢氯噻嗪等组合而成。这类药物降压效果明显、价格低廉。几乎所有的传统复方制剂都含有利尿剂,因此对于高血压伴血脂异常、高血糖、高尿酸血症及低钾患者要慎用。主要成分之一的利血平容易引起头晕、失眠、消化道出血等。

b. 现代单片复方制剂:是以目前各高血压指南推荐的常用降压药物为基础组合的,各成分之间降压机制互补,抵消各成分间的部分不良反应并提高疗效。常用的组合方案:普利类或沙坦类联合地平类和(或)利尿剂;β受体阻滞剂联合地平类或利尿剂,目前以沙坦类为基础的复方制剂组合比较多。

(5)肾移植术后血脂异常用药:具体见表14。

(6)肾移植术后糖尿病用药:肾移植术后糖尿病确诊后的长期治疗策略中,胰岛素既可用于急性高血糖(血糖＞13.9毫摩尔/升)的快速降糖治疗,也可以作为日常单药或联合治疗手段。肾移植术后糖尿病患者的用药选择,建议优先选择安全性良好、兼具β细胞保护作用的二甲双胍和二肽基肽酶-4抑制剂(DPP-4抑制剂);噻唑烷二酮类和α-糖苷酶抑制剂也是合理的选择。需要注意的是,降糖治疗过程中应进行血糖监测,应在医务人员指导下调整治疗方案。

1)胰岛素:不同胰岛素的起效时间不同,在注射前应明确所用胰岛素的具体注射时间,按照时间进行注射,具体见表15。应注意,胰岛素常用的皮下注射部位是下腹部(距肚脐5厘米之外)、上臂上侧及外侧、大腿前侧及外侧和臀部,为防止脂肪萎缩及硬结的出现,应规律地轮换注射部位,每次注射间距在2厘米以上,同时避免在已形成瘢痕或硬结的部位注射。

表13　单用单片复方制剂降压药物特点

常用药物	适应证	禁忌证	服用时间	不良反应	储存条件
复方利血平		对本品过敏者和胃及十二指肠溃疡患者禁用	建议每日三餐前半小时前服用	常见不良反应有鼻塞,胃酸分泌增多及大便次数增多等副交感神经功能占优势现象及乏力,体重增加等	遮光,密封保存
复方利血平氨苯蝶啶		对本药过敏者及活动性溃疡,溃疡性结肠炎,抑郁症,严重肾功能障碍者禁用	建议清晨餐前服用	偶引起恶心,头胀,乏力,鼻塞,嗜睡等,减少用量或饭后服药后即可消失	遮光,密封保存
珍菊降压片	用于治疗高血压,对重度难治性高血压可能需与其他降压药合用	对本品过敏者,对组方中成分或磺胺类药物过敏者,妊娠期及哺乳期妇女禁用	建议三餐前服用	常见不良反应为口干,电解质紊乱,恶心,呕吐,表现为口干,肌肉痉挛,乏力和低钾血症,高尿酸血症等	遮光,密封保存
氯沙坦氢氯噻嗪		对本药任一成分或磺胺类药物过敏者,妊娠期及哺乳期妇女,血容量不足者禁用	早上服用,通常在服药后3周内达到最大抗高血压疗效	最常见不良反应为头晕,疲劳等;可见高血压,高尿酸血症,眩晕。可见高血糖,高尿酸血症,电解质失调,肌肉痛性经孪,肝功能异常,食欲缺乏,消化道刺激等	30℃以下干燥阴凉处保存
缬沙坦氢氯噻嗪		对本药任一成分或磺胺衍生物过敏者,严重肝衰竭,胆汁性肝硬化或胆汁淤积者无尿患者,难治性低钾血症,低钠血症或高钙血症患者,症状性高尿酸血症或有痛风,尿酸结石病史者禁用妊娠中,晚期妇女禁用	建议晨餐前使用,服药2~4周可达最大抗高血压疗效	常见不良反应有头痛,眩晕,电解质紊乱,低钾血症,高尿酸血症。偶见低血压,心动过速,血症等。腹泻,恶心,心悸等	遮光,密封,在阴凉干燥处保存
厄贝沙坦氢氯噻嗪		对本药任一成分或其他磺胺衍生物过敏者,重度肝功能损害,胆汁性肝硬化和胆汁淤积患者,重度肾功能损害者,顽固性低钾血症,高钙血症患者,无尿患者,妊娠中,晚期妇女及哺乳期妇女禁用	清晨空腹或就餐后服用	常见不良反应为头痛,眩晕,心悸,心率,电解质紊乱等,偶有咳嗽,恶心等,一般程度都是轻微的,呈一过性,多数患者继续服药都能耐受	密封,阴凉处保存

续表

常用药物	适应证	禁忌证	服用时间	不良反应	储存条件
替米沙坦氢氯噻嗪		对本药任一成分过敏者，胆汁淤积性疾病或胆道梗阻性疾病患者，重度肝肾功能损害者，无尿患者，难治性低钾血症者，高钙血症患者，妊娠中、晚期妇女及哺乳期妇女禁用	餐前或餐后服用	常见的不良反应为头痛、眩晕、心悸、电解质紊乱、关节痛、尿路感染、阴道感染、上呼吸道感染等	遮光、阴凉干燥处保存
复方阿米洛利	用于治疗高血压，对重度难治性高血压可与其他降压药合用	高钾血症，严重肾功能减退患者禁用	与食物同服	可有口干、恶心、腹胀、头昏、胸闷等不良反应	遮光、密封，室温保存
培哚普利吲达帕胺		对培哚普利或其他普利类过敏者，对磺胺类药过敏者，有与普利类相关的血管神经性水肿史者，遗传性或特发性血管神经性水肿患者，严重肝肾功能损伤和低钾血症患者，妊娠期及哺乳期妇女禁用	建议清晨餐前使用	常见便秘、口干、恶心、厌食、腹痛，味觉障碍、电解质紊乱、干咳等	30℃以下保存
氨氯地平缬沙坦		对本药任一成分过敏者，遗传性血管神经性水肿，曾使用普利类或沙坦类引起血管神经性水肿的患者，妊娠期及哺乳期妇女禁用	建议清晨餐前使用	最常见的不良反应为外周性水肿和眩晕	密封，30℃以下保存
氨氯地平贝那普利		对氨氯地平、贝那普利或其他普利类或其他普利类过敏者，有血管神经性水肿史者，肾衰竭患者，妊娠期妇女禁用	每日1次，每次1片。清晨餐后半小时服用	常见的不良反应应咳嗽、水肿、头痛、头晕、疲劳、失眠、恶心、腹痛、面红、心悸	遮光、密封保存
复方依那普利利		对本品任何成分过敏和以前某种普利类治疗时出现血管神经性水肿的患者，遗传性和特发性血管神经性水肿病史者禁用；由于含氢氯噻嗪组分，本品禁用于无尿症或对磺胺类药物过敏的患者；严重肝肾功能不全患者不全患者禁用	每日1次，每次1～2片，最大剂量不超过2片，餐前服用	较常见的有轻微、短暂的眩晕、头痛、疲乏、咳嗽	遮光、密封保存

表14 肾移植术后血脂异常常用药特点

常用药物	适应证	禁忌证	服用时间	不良反应	储存条件
他汀类（辛伐他汀、氟伐他汀、洛伐他汀、阿托伐他汀、瑞舒伐他汀、匹伐他汀等）	用于高胆固醇血症冠心病	活动性肝脏疾病、已知对本品中任何成分过敏者，妊娠期及哺乳期妇女	任何时间段（阿托伐他汀、瑞舒伐他汀、匹伐他汀、氟伐他汀缓释片）；睡前（辛伐他汀、氟伐他汀普通片、普伐他汀、洛伐他汀）	最常见的不良反应为鼻咽炎、关节痛、腹泻、四肢痛和尿路感染。严重不良反应主要为横纹肌溶解、肌病及肝酶异常	遮光、密封保存
血脂康	用于脾虚痰瘀阻滞的气短、乏力、头晕、胸闷、腹胀、食少纳呆等和高脂血症，也可用于由高脂血症及动脉粥样硬化引起的心脑血管疾病的辅助治疗	对本品过敏者和活动性肝炎或无法解释的血清氨基转移酶升高者禁用	餐后口服	常见不良反应为胃肠道不适，如胃痛、肠胀、胃部灼热等	遮光、密封保存
依折麦布	用于原发性高胆固醇血症，纯合子家族性高胆固醇血症	对本品任何成分过敏者，活动性肝病或不明原因的血清氨基转移酶持续升高的患者禁用；当本品与他汀类药物联合用药于有潜在分娩可能性的妇女时，应参考他汀类说明书	任何时间段	单独应用本品时常见的不良反应有腹痛腹泻、肠胃气胀、疲惫；本品联合他汀类应用时常见的不良反应有转氨酶升高、头痛、肌痛、乏力、周围性水肿；本品联合贝特类应用时常见的不良反应有腹部疼痛、转氨酶升高	遮光、密封保存

续表

常用药物	适应证	禁忌证	服用时间	不良反应	储存条件
普罗布考	用于高胆固醇血症	对普罗布考过敏者、近期心肌损害如新近心肌梗死者、严重至性心律失常如心动过缓者、有心源性晕厥或有不明原因晕厥者、有Q-T间期延长者、正在使用延长Q-T间期的药物者、血钾或血镁过低者禁用	早、晚餐时口服	最常见的不良反应为胃肠道不适、腹泻的发生率大约为10%，还可见胀气、腹痛、恶心和呕吐	遮光、密封保存
考来烯胺	用于高胆固醇血症	对考来烯胺过敏者、胆道完全闭塞者、异常β脂蛋白血症和血清三酰甘油>4.5毫摩尔/升的患者禁用	餐前口服	较常见的有便秘，通常程度较轻、短暂性，但可能很严重，可引起肠梗阻；还可见胃灼热感、消化不良、恶心、呕吐、胃痛	遮光、密封保存
脂必泰	用于高脂血症	妊娠期及哺乳期妇女禁用	任何时间段	不良反应少见	遮光、密封保存
多廿烷醇	适用于原发性Ⅱa（总胆固醇、低密度脂蛋白胆固醇升高）和Ⅱb（总胆固醇、三酰甘油升高、低密度脂蛋白胆固醇、三酰甘油升高）的高脂血症患者	对该药任何一种成分过敏者及妊娠期妇女禁用	中午、晚餐时口服	不良反应轻微而短暂	遮光、密封保存

续表

常用药物	适应证	禁忌证	服用时间	不良反应	储存条件
贝特类（非诺贝特）	用于高胆固醇血症、高三酰甘油血症	对非诺贝特或非诺贝特酸过敏者、活动性肝病患者、已知有胆囊疾病患者、严重肾功能受损患者及哺乳期妇女禁用	餐时口服	最常见不良反应且导致停药的不良事件是肝功能检测异常	遮光、密封保存
烟酸	用于原发性高胆固醇血症和混合性脂质异常血症	对烟酸或任何一种辅料过敏者、显著肝脏功能异常者、处于胃肠活动期者及动脉出血者禁用	空腹服用（晚餐后睡前服用）	极为常见的不良反应为面色潮红；常见的不良反应有腹泻、恶心、呕吐、腹痛、瘙痒和皮疹	遮光、密封保存
阿昔莫司	用于高三酰甘油血症、高胆固醇血症和混合型高脂血症	对本品活性成分及任何辅料过敏、消化道溃疡、严重肾损伤（肌酐清除率小于30毫升/分）的患者禁用	餐后口服	治疗初期可引起皮肤血管扩张现象（变红、潮热感和瘙痒）。这些症状通常在治疗后最初几天内迅速消失。治疗期间偶有胃肠反应（胃灼热感、上腹痛）、头痛和乏力	遮光、密封保存

表 15 常用胰岛素的特点

常用药物	适应证	禁忌证	注射时间	不良反应	储存条件
门冬胰岛素	用于需要胰岛素治疗的糖尿病	低血糖发作时禁用。对胰岛素或其中的赋形剂过敏者使用需谨慎	一般须紧临餐前皮下注射，必要时餐后立即给药	最常见的不良反应是低血糖，少数患者使用后注射部位可见红肿，结节、皮下脂肪萎缩或增生。短暂性眼视物模糊等不良反应	未启用的胰岛素应储存在2～8℃的冷藏环境中，如家用冰箱的冷藏室中，避免冻结；已启用的胰岛素置室温下的室温中保存约4周，阴凉、干燥处保存即可，无须放入冰箱中保存，但若温度超过30℃，仍应置于冰箱的冷藏室中，并在注射前置于室温下至室温30分钟回温后再使用
赖脯胰岛素			一般须紧临餐前皮下注射，必要时餐后立即给药		
谷赖胰岛素			餐前15分钟内或餐后立即给药		
人胰岛素			进餐前30分钟皮下注射		
精蛋白人胰岛素			通常每日1次固定时间给药，多晚间睡前给药		
甘精胰岛素			每日1次，固定时间皮下注射		
地特胰岛素			通常每日1次皮下注射		
精蛋白人胰岛素（预混30R）			通常餐前30分钟皮下注射		
精蛋白人胰岛素（40R）			通常餐前30分钟皮下注射		
精蛋白人胰岛素（预混50R）			通常餐前30分钟皮下注射		
门冬胰岛素30			紧临餐前皮下注射		
精蛋白锌重组赖脯胰岛素（预混25R）			紧临餐前皮下注射		
精蛋白锌重组赖脯胰岛素（预混50R）			通常紧临餐前皮下注射		
胰岛素泵			通过胰岛素控制，人工智能的持续皮下输注胰岛素		

2）口服降糖药：不仅是稳定期肾移植术后糖尿病患者控制血糖的重要手段，也可用于预防其发生。降糖药物的药理特性、降糖效果、药物不良反应及与免疫抑制剂的药物相互作用是口服降糖药选择的主要依据。肾功能不全时需要调整剂量的药物包括磺脲类、双胍类、格列奈类、胰高血糖素样肽受体激动剂或DPP-4抑制剂。需监测肝功能者包括磺脲类和噻唑烷二酮类。应用噻唑烷二酮类药物时还需关注心血管和心力衰竭风险。α-糖苷酶抑制剂相关的频繁腹泻和腹胀可严重影响患者的依从性。二甲双胍是理想的口服降糖药，但其对肾功能有一定要求，一般认为估算肾小球滤过率（eGFR）＞60毫升/分时可安全使用。

A. 磺酰脲类：是常用的口服降糖药物之一，现临床上常用的磺酰脲类口服降糖药物有格列喹酮、格列吡嗪、格列齐特和格列美脲等，具体见表16。

表16 常用磺酰脲类降糖药特点

常用药物	适应证	禁忌证	服用时间	不良反应	储存条件
格列喹酮	在合理的饮食控制和运动锻炼的基础上，主要用于2型糖尿病的治疗，特别是胰岛功能良好的患者	磺胺类药物过敏的患者不宜使用。1型糖尿病、糖尿病酮症酸中毒、严重肝肾功能损害的患者和妊娠期及哺乳期妇女不宜使用	餐前半小时	最主要的不良反应是低血糖，尤其是年老体弱合并肝肾功能损伤、服药后未及时进食或进食量不足、运动量过大、饮酒等情况下易发生	遮光、密封保存
格列吡嗪			格列吡嗪片：餐前半小时服用；格列吡嗪缓释片：早餐前半小时服用；格列吡嗪控释片：与早餐同时服用		格列吡嗪片：密封、室温保存，缓释片还需要遮光；格列吡嗪控释片：密闭，30℃以下防潮保存
格列齐特			格列齐特片：餐前服用；格列齐特缓释片：早餐时服用		格列齐特片/缓释片：遮光、密封保存，30℃以下保存
格列美脲			早餐前或早餐中服用		密闭，25℃以下保存

B. 格列奈类：起效较快，主要用于降低餐后的高血糖，现临床上常用的格列奈类口服降糖药物有瑞格列奈、那格列奈等，具体见表17。服药后必须按时进餐，不进餐时不需要服药以避免低血糖的发生。

表17　常用格列奈类降糖药特点

常用药物	适应证	禁忌证	服用时间	不良反应	储存条件
瑞格列奈	主要用于在合理的饮食控制和运动锻炼的基础上，胰岛B细胞尚有分泌胰岛素的功能且餐后血糖仍较高的2型糖尿病患者	药品及辅料过敏者、1型糖尿病、糖尿病酮症酸中毒、需要手术、严重感染、严重肝功能损害等患者不宜使用。妊娠及哺乳期女性患者不宜使用。因资料不全，不推荐儿童使用	通常餐前15分钟内服用，也可掌握在餐前30分钟内	格列奈类药物的主要不良反应是低血糖，一般较轻微	置于15～25℃干燥处保存
那格列奈			通常餐前1～15分钟服用		密闭，30℃以下保存

C. 双胍类：主要是二甲双胍。二甲双胍是目前临床使用最广泛的降糖药物，在无禁忌证的情况下，是2型糖尿病治疗指南推荐的首选药物，具体见表18。

表18　常见双胍类降糖药特点

常用药物	适应证	禁忌证	服用时间	不良反应	储存条件
二甲双胍	主要用于单纯饮食控制和运动治疗不能控制血糖的2型糖尿病患者，尤其是超重或肥胖、血脂升高的患者	严重肝肾功能损害、严重的心肺疾患、急慢性代谢性酸中毒、严重感染或外伤、外科大手术、酗酒、维生素B$_{12}$、叶酸缺乏未纠正的患者不宜使用。妊娠期、哺乳期妇女不推荐使用	二甲双胍普通片餐时服用，肠溶片餐前服用	常见不良反应有胃肠道不适，包括腹泻、恶心、呕吐、腹部不适等，常发生在药物治疗的早期，但一般较轻，且随着用药时间的延长可逐渐减轻	遮光，阴凉，干燥处保存

D. α-糖苷酶抑制剂：主要通过延缓肠道碳水化合物的吸收以达到降低血糖的目的,用于控制餐后血糖,亦可用于糖尿病前期的糖耐量受损的患者,目前国内常见的药物有阿卡波糖、伏格列波糖等,具体见表19。

表19 常用α-糖苷酶抑制剂降糖药特点

常用药物	适应证	禁忌证	服用时间	不良反应	储存条件
阿卡波糖	适用于以碳水化合物为主要食成分和餐后血糖升高的患者	有明显消化和吸收障碍的慢性胃肠功能紊乱患者,患有由于肠胀气而可能恶化的疾患(如Roemheld综合征、严重的疝气、肠梗阻和肠溃疡)的患者,严重肾功能损害(肌酐清除率＜25毫升/分)的患者,对阿卡波糖过敏者,妊娠及哺乳期女性,18岁以下的儿童不宜使用	餐前即刻整片吞服或与第一口主食同时嚼服	常见肠道功能紊乱,如腹胀、腹泻、腹痛、排气增加,一段时间后可逐渐减弱或消失	遮光,密封,25℃以下保存
伏格列波糖		严重酮体症、糖尿病昏迷或昏迷前的患者(因为必须用输液及胰岛素迅速调节高血糖),严重感染者、手术前后的患者或严重创伤者(因通过注射胰岛素调节血糖),对本品成分有过敏史的患者禁用	餐前口服,服药后即刻进餐		密封,常温(10～30℃)干燥处保存

E. 噻唑烷二酮类：目前,主要代表药物是罗格列酮、吡格列酮,目前应用较少,需要在医务人员指导下使用,具体见表20。

表20 常用噻唑烷二酮类降糖药特点

常用药物	适应证	禁忌证	服用时间	不良反应	储存条件
罗格列酮	主要用于2型糖尿病的药物治疗,尤其是伴有明显胰岛素抵抗的患者	有心力衰竭、活动性肝病或转氨酶明显升高、严重骨质疏松和有骨折病史的患者、妊娠及哺乳期妇女、18岁以下儿童禁用	可于空腹或进餐时服用	主要不良反应有体重增加、水肿等	密封,30℃以下干燥处保存
吡格列酮					常温下10～30℃保存

F. DPP-4抑制剂：是相对较新的口服降糖药，单用低血糖发生率较低，国内已上市的包括西格列汀、沙格列汀、维格列汀、利格列汀、阿格列汀，具体见表21。

表21　常用DPP-4抑制剂降糖药特点

常用药物	适应证	禁忌证	服用时间	不良反应	储存条件
西格列汀	用于2型糖尿病	不推荐哺乳期及妊娠期妇女使用，也不推荐儿童使用	可与或不与食物同服	不良反应如鼻咽炎、头痛、上呼吸道感染等，少见胃肠道不良反应，单独使用低血糖风险较低。警惕胰腺炎的发生风险	30℃以下保存
沙格列汀			服药时间不受进餐影响		30℃以下保存
维格列汀			餐时或非餐时均可服用		密封，常温（10～30℃）保存
利格列汀			餐时或非餐时均可服用		密闭，不超过25℃保存
阿格列汀			可与食物同时或分开服用		密封，不超过25℃保存

G. SGLT-2抑制剂：是2017年在中国上市的口服降糖药，主要通过增加肾脏排泄葡萄糖而发挥降低血糖的作用，单独使用低血糖发生率低，目前在国内上市的药物是达格列净、恩格列净。肾移植患者在治疗过程中，每年至少检测1次肾功能。应注意监测是否出现尿频、尿急或尿痛等泌尿系统感染的症状，一旦出现应立即就医，进行有效的抗感染治疗，具体见表22。

表22　常用SGLT-2抑制剂降糖药特点

常用药物	适应证	禁忌证	服用时间	不良反应	储存条件
达格列净	用于2型糖尿病	1型糖尿病患者不应使用，暂不推荐儿童及青少年、妊娠期及哺乳期妇女使用	晨服，不受进食限制	泌尿生殖道感染，一般较轻微	密闭，不超过30℃保存
恩格列净			晨服，空腹或进食后给药		密闭，不超过25℃保存

（7）肾移植术后高尿酸血症用药：具体见表23。

表23 肾移植术后高尿酸血症用药特点

常用药物	适应证	禁忌证	服用时间	不良反应	储存条件
别嘌醇	用于原发性和继发性高尿酸血症，尤其是尿酸生成过多而引起的高尿酸血症	过敏者（HLA-B*5801基因阳性）、妊娠期妇女禁用	任何时间段	常见不良反应为过敏性皮疹，严重可致剥脱性皮炎型药疹	遮光，密封保存
非布司他	用于痛风患者高尿酸血症的长期治疗	正在接受硫唑嘌呤、巯嘌呤治疗的患者禁用	任何时间段	常见不良反应有腹胀、腹痛、便秘、口干燥、消化不良、肠胃气胀、稀糊便、胃炎、胃肠不适、牙釉质崩坏等	遮光，密封保存
苯溴马隆	用于原发性高尿酸血症、痛风性关节炎间歇期及痛风结节肿等	肾结石的患者、妊娠期妇女，eGFR<20毫升/分的患者禁用	早餐后服用	有时会出现胃肠胃不适感，如恶心、呕吐、胃内饱胀感和腹泻等现象	遮光，密封保存
碳酸氢钠	用于接受降尿酸药物，尤其是促尿酸排泄药物治疗的患者及尿酸性肾石症患者	对本品过敏者禁用	任何时间段	中和胃酸时所产生的二氧化碳可能引起嗳气及继发性胃酸分泌增加	遮光，密封保存
枸橼酸氢钾钠	接受降尿酸药物，尤其是促尿酸排泄药物治疗的患者及尿酸性肾石症患者	急性肾损伤或慢性肾衰竭（慢性肾脏病4～5期）、严重酸碱平衡失调及肝功能不全患者禁用	餐后服用	口服可有异味感及胃肠肠道刺激症状，如恶心、呕吐、腹痛、腹泻、空腹、剂量较大及原有胃肠道疾病者更易发生。还可出现高钾血症	遮光，密封保存
秋水仙碱	用于痛风性关节炎的急性发作，预防复发性痛风性关节炎的急性发作	eGFR<10毫升/分或透析患者禁用	餐后服用	常见胃肠道症状有腹痛、腹泻、呕吐及食欲缺乏	遮光，密封保存
泼尼松	用于严重急性痛风发作伴有较重全身症状，秋水仙碱、非甾体抗炎药治疗无效或使用受限的患者及肾功能不全患者	对肾上腺皮质激素类药物过敏患者及真菌感染和病毒感染者禁用	任何时间同段	高血压、糖尿病、水钠潴留、感染等	遮光，密封保存

联合用药注意事项

1. 免疫抑制剂

（1）他克莫司：口服他克莫司的生物利用度会受到食物的影响。在有食物存在的情况下，他克莫司的吸收速度和吸收量都降低，特别是高脂饮食的影响最大。因此，建议在空腹或至少在餐前1小时或餐后2～3小时服用他克莫司，以获得最佳吸收效果。

联合用药时一些药物可导致他克莫司血药浓度改变，如巴比妥类、苯妥英钠、利福平、卡马西平等可降低他克莫司的血药浓度；相反，氟康唑、伏立康唑、奥美拉唑、盐酸维拉帕米等可增加他克莫司血药浓度。而处方中他克莫司常与五酯胶囊（主要成分为五味子甲素）联合使用，是利用五味子提高他克莫司血药浓度的作用，在减少他克莫司用量的同时，仍达到和维持他克莫司目标血药浓度。

联合用药时还可能导致一些药物的不良反应增加，应谨慎使用，如与氨基糖苷类、两性霉素B、万古霉素、复方磺胺甲噁唑和非甾体抗炎药等联合使用时可导致肾脏损害风险增加；如与更昔洛韦、阿昔洛韦等合用时有可能会增加这些药物发生头痛、失眠等神经系统不良反应的概率。此外，服用他克莫司有可能导致高钾血症或加重原有的高钾血症，因此服药期间应避免摄入大量的钾或服用保钾利尿剂。

（2）环孢素：亲脂性强，口服后吸收缓慢而不规则、生物利用度低。目前，已知高脂肪食品、苹果汁、橘汁、牛奶、巧克力、西柚汁等可增加血环孢素的浓度。

联合用药时，一些药物可导致环孢素血药浓度改变。其中，降低环孢素血药浓度的药物有巴比妥酸盐、卡马西平、苯妥英钠、磺胺甲基异噁唑、利福平、奥曲肽、普罗布考、磺胺二甲嘧啶等；可以升高环孢素血浆或全血浓度的药物有氯喹、大环内酯类抗生素、酮康唑、氟康唑、伊曲康唑、地尔硫䓬、尼卡地平、维拉帕米、甲氧氯普胺、口服避孕药、达那唑、甲泼尼龙、别嘌醇、胺碘酮、胆酸及其衍生物、多西环素、普罗帕酮等。

联合用药时,可使药物不良反应增加,应谨慎使用。如阿昔洛韦、氨基糖苷类抗生素、两性霉素B、环丙沙星、呋塞米、甘露醇、甲氧苄啶、万古霉素、非甾体抗炎药、双氯芬酸等联合使用时可导致肾脏损害风险增加。环孢素可降低地高辛、秋水仙碱、他汀类调脂药和泼尼松龙的清除率,可导致后者发生药物不良反应的风险增加,如可增加他汀类调脂药和秋水仙碱对肌肉的潜在毒性、肌炎和横纹肌溶解,具体需咨询医生或药师。

(3)霉酚酸类药物:霉酚酸是吗替麦考酚酯胶囊和麦考酚钠肠溶片在体内的活性成分。食物对霉酚酸总暴露量无影响,但可使霉酚酸峰浓度下降40%,因此推荐霉酚酸类药物空腹服用。

不推荐吗替麦考酚酯与考来烯胺或其他影响肝肠循环的药物合用。与含镁或铝的抗酸剂(如氢氧化镁、氢氧化铝)同服时,本药的吸收会减少。

同时服用吗替麦考酚酯和阿昔洛韦,两药的血浆浓度均较单独用药时有所升高。肾功能不全时,可能由于两种药物从肾小管的竞争性分泌的潜在性存在,使两种药物的血浆浓度可能进一步升高。

(4)硫唑嘌呤:别嘌醇可增加硫唑嘌呤疗效与毒性,故硫唑嘌呤的用量应减至原剂量的1/4,硫唑嘌呤可以增强琥珀酰胆碱的神经肌肉阻滞作用,减弱筒箭毒碱的神经肌肉阻滞作用,从而减弱华法林的抗凝作用。

(5)西罗莫司:其生物利用度可受进食影响。为尽可能地减少血药浓度波动,不要随意更改饮食结构。西柚汁可提高西罗莫司药物浓度,不建议用这种果汁送服西罗莫司。

很多药物可影响西罗莫司血药浓度。可提高西罗莫司浓度的药物有抗菌药物如克拉霉素、红霉素,抗真菌药如克霉唑、氟康唑、伊曲康唑、酮康唑、伏立康唑,地平类如地尔硫草、尼卡地平、维拉帕米等,胃肠道动力调节药如西沙必利、甲氧氯普胺,其他药物如溴隐亭、西咪替丁、环孢素、达那唑、利托那韦、茚地那韦等。相反,可降低西罗莫司浓度的有抗菌药物如利福布丁、利福平、利福喷丁,抗惊厥药如卡马西平、苯巴比妥、苯妥英钠,草药制剂如贯叶连翘提取物等。

(6)糖皮质激素:常用的糖皮质激素有甲泼尼龙和泼尼松。由于其药理作用的广泛性,其与其他药物相互作用也较多,可影响疗效及不良反应,具体见表24。

表24 糖皮质激素药物相互作用

药物	合并用药	影响
糖皮质激素(如甲泼尼龙或泼尼松)	非甾体抗炎药	增加溃疡的发生风险
	对乙酰氨基酚	增加肝脏的损害风险
	两性霉素B或碳酸酐酶抑制剂	可加重低钾血症,应注意血钾和心脏功能变化
	抗胆碱能药(如阿托品)	可致眼压增高
	三环类抗抑郁药	使糖皮质激素引起的精神症状加重
	降糖药如胰岛素	可使糖尿病患者血糖升高
	排钾利尿药	可致严重低血钾
	强心苷类药物	可增加洋地黄毒性及心律失常的发生
	免疫抑制剂	可增加感染的危险性,并可能诱发淋巴瘤或其他淋巴细胞增生性疾病
	异烟肼	降低异烟肼的血药浓度和疗效
	美西律	降低美西律血药浓度
	水杨酸盐	可减少血浆水杨酸盐的浓度
	生长激素	可抑制生长激素的促生长作用

2. 肾移植并发症用药

（1）排斥反应用药：百令胶囊与金水宝胶囊的主要成分均为冬虫夏草提取物，不建议联用。

（2）肾移植术后感染用药

1）氟康唑：通过肝脏P450酶代谢，可影响多种药物的疗效及安全性。

A. 氟康唑可增加他克莫司浓度，影响肾脏功能。合用环孢素和氟康唑的患者，建议监测环孢素的血浆浓度。

B. 氟康唑可增加西沙必利、阿司咪唑、特非那定致Q-T间期延长的风险，包括尖端扭转型室性心动过速等心律失常，禁止联合使用。

C. 氟康唑可使华法林凝血酶原时间延长，增加发生出血性不良事件（皮下瘀血、鼻出血、胃肠道出血、血尿和黑便）的风险，联合华法林治疗的患者应严密监测凝血酶原时间。

D. 与茶碱合用，可增加茶碱血药浓度，导致不良反应，需监测茶碱血药浓度，必要时调整剂量。

E. 氟康唑还可使齐多夫定、咪达唑仑等的血药浓度升高，从而增加不良反应的发生风险。

F. 如患者需要同时接受氟康唑和苯二氮䓬类药物治疗，应考虑减少苯二氮䓬类药物的剂量，并对患者进行适当监测。

G. 氟康唑与苯妥英钠合用时，可使苯妥英钠的血药浓度升高，需两药同时使用时，应监测苯妥英钠的血药浓度。

H. 氟康唑可延长口服磺酰脲类药物（氯磺丙脲、格列本脲、格列吡嗪和甲苯磺丁脲）的血清半衰期，应警惕低血糖。

一些药物也可影响氟康唑药物浓度。使用氟康唑的健康志愿者同时使用多剂量氢氯噻嗪后，可使氟康唑的血浆浓度升高。利福平可以降低氟康唑浓度，应根据情况调整氟康唑的剂量。

2）伏立康唑：主要在肝脏经细胞色素P450酶系代谢，因此可与多种相同代谢途径的药物发生相互作用。

当已经接受环孢素治疗的患者开始应用本品时，建议其环孢素的剂量减半，并严密监测环孢素的血药浓度。环孢素浓度的增高可引起肾毒性。停用伏立康唑后仍需严密监测环孢素的浓度，如有需要可增大环孢素的剂量。接受他克莫司治疗的患者合用伏立康唑时，建议他克莫司的剂量减至原来剂量的1/3，并严密监测血浓度。他克莫司浓度增高可引起肾毒性，停用伏立康唑后仍需严密监测他克莫司的浓度，如有需要可增大他克莫司剂量。伏立康唑可显著增加西罗莫司的浓度，禁止两药合用。

华法林与伏立康唑合用，建议严密监测凝血酶原时间。格列吡嗪、格列本脲与伏立康唑合用可引起低血糖，因此两者合用时建议密切监测血糖。伏立康唑与他汀类合用可能会引起横纹肌溶解，建议两者合用时他汀类的剂量应予调整。伏立康唑可能使咪达唑仑和三唑仑血药浓度增高，镇静作用时间延长，建议两药合用时调整苯二氮䓬类药物的剂量。服用奥美拉唑者开始服用伏立康唑时，建议减少奥美拉唑的剂量。

3）更昔洛韦与缬更昔洛韦：缬更昔洛韦在体内被代谢成为更昔洛韦，因此服用缬更昔洛韦时也会出现与更昔洛韦相关的药物相互作用。

吗替麦考酚酯和更昔洛韦合用会导致霉酚酸的葡糖酚酸（MPAG）浓度和更昔洛韦的浓度升高。肾功能不全的患者如果合用吗替麦考酚酯和更昔洛韦时，应观察更昔洛韦的推荐剂量，并密切监测。更昔洛韦与环孢素合用，可能加重肾功能损害，减少更昔洛韦肾排泄而引起不良反应，

更昔洛韦和亚胺培南-西司他丁合用有发生惊厥的报道。这

两种药不建议合用,除非可能获得的益处远超过潜在的危险性。

盐酸缬更昔洛韦片与丙磺舒合用的患者应密切监测更昔洛韦的毒性。更昔洛韦与抗病毒药去羟肌苷合用可导致后者的血浆浓度升高,应密切监测患者去羟肌苷的毒性。当更昔洛韦与其他已知有骨髓抑制作用的药物或与肾功能不全有关的药物(如氟胞嘧啶、两性霉素B、核苷类似物、长春新碱、长春碱、阿霉素和羟基脲)合用时,毒性可能会增加。因此,只有在益处远大于危险性时才考虑更昔洛韦和这些药物合用。

4)复方磺胺甲噁唑:与其他药物的相互作用较多。其与环孢素合用可增加肾毒性。合用尿碱化药如碳酸氢钠可增加本品在碱性尿中的溶解度,使排泄增多。口服抗凝药、口服降血糖药、甲氨蝶呤、苯妥英钠和硫喷妥钠与复方磺胺甲噁唑同用时,复方磺胺甲噁唑或可置换前面药物与血浆蛋白结合,或可抑制其代谢,导致上述药物作用增强甚至产生毒性作用,需调整上述药物剂量;本品与骨髓抑制药合用,可能增强此类药物对造血系统的不良反应,应严密观察可能发生的毒性反应;本品与避孕药(雌激素类)长时间合用,可导致避孕的可靠性降低,并增加经期外出血的风险;本品与溶栓药物合用时,可能增大其潜在的副作用;本品与肝毒性药物合用时,可能会引起肝毒性发生率增高,此类患者尤其是用药时间较长及以往有肝病史者应监测肝功能;本品与光敏药物合用时,可能会使光敏药物的光敏作用相加。接受本品治疗者对维生素K的需要量增加。本品不宜与乌洛托品合用,因乌洛托品在酸性尿中可分解产生甲醛,后者可与本品形成不溶性沉淀物,从而使发生结晶尿的危险性增加。

此外,复方磺胺甲噁唑可抑制华法林的代谢而增强其抗凝作用,从而增加出血风险。复方磺胺甲噁唑可影响叶酸代谢,因此不宜与抗肿瘤药、2,4-二氨基嘧啶类药物合用,也不宜在应用其他叶酸拮抗药治疗的疗程之间应用复方磺胺甲噁唑。

(3)肾移植术后消化道并发症:某些消化系统药物可能通过改变胃内pH、胃肠动力或覆盖胃肠黏膜从而影响其他药物吸收。例如,抗酸药和抑制胃酸分泌的药物与促胃动力药多潘立酮同时使用,可降低多潘立酮的生物利用度,建议间隔使用。蒙脱石可吸附于消化道黏膜表面从而减少其他药物吸收,如需服用其他药物,建议间隔一段时间。微生态活菌制剂如双歧杆菌三联活菌胶囊、酪酸梭菌活菌片、酪酸梭菌二联活菌散和枯草杆菌二联活菌颗粒不宜与抗菌药物、吸附剂如蒙脱石、氢氧化铝等同服,因后者可减弱微生态活菌制剂疗效,若必须合用,二药的服用时间应间隔2小时以上。由于微生态活菌制剂受热、受潮后易使菌株灭活而降低疗效,因此须密闭保存于阴凉干燥处。

(4)肾移植术后高血压用药:肾移植术后需长期使用糖皮质激素类如泼尼松、免疫抑制剂如环孢素及他克莫司,这些药物会升高血压,因而可降低降压药的疗效。还有,常见的非甾体抗炎药(布洛芬)、避孕药、含伪麻黄碱成分的感冒制剂及中药甘草等,也会降低降压药物的疗效,短期内使用上述药物引起血压波动不用过分担心,停用后可恢复正常,不必急于调整降压药物;长期服用上述药物引起血压波动明显的患者,可能需要调整降压药物方案。

降压药物本身联合使用过程中,应注意普利类和沙坦类降压药物同属一大类,通常不建议联合服用,以免增加不良反应发生风险。普利类及沙坦类是保钾降压药物,在联合使用螺内酯这类保钾利尿剂时,应注意密切监测血钾,以防高血钾的发生,尤其合并移植肾功能不全时。

总体原则要求患者坚持长期规范服用药物,不多服、不漏服、不随意停药及加药。

（5）肾移植术后血脂异常用药

1）由于他汀类和贝特类药物代谢途径相似，均有潜在损伤肝功能的可能，并有发生肌炎和肌病的危险，合用时发生不良反应的机会增多，因此，不建议同时联用他汀类和贝特类药物，若必须同时使用，建议开始时采用小剂量，采取晨服贝特类药物、晚服他汀类药物的方式，避免血药浓度显著升高，并密切监测肌酶和肝酶。

2）他汀类药物与肾移植术后常用药物之间相互作用见表25。

表25　他汀类药物与肾移植术后常用药物之间的相互作用

药物种类	氟伐他汀	阿托伐他汀	洛伐他汀	普伐他汀	辛伐他汀	瑞舒伐他汀
环孢素	无	有	有	有	有	有
烟酸	无	无	有	有	有	无
大环内酯类抗生素	无	有	有	有	有	无
唑类抗真菌药	无	有	有	无	有	无
地尔硫䓬	无	无	无	无	无	无

3）西柚汁可能增加他汀类药物的血浆浓度，尤其当摄入大量西柚汁时（每日饮用超过1.2升）。

4）当高剂量阿托伐他汀与地高辛合用时，地高辛的稳态血浆浓度增加约20%，患者服用地高辛时应适当监测血药浓度。

（6）肾移植术后糖尿病用药：随着病程的不断延长，肾移植患者的血糖水平可能会呈现逐渐升高的趋势，因此需要不同作用机制的降糖药联合使用。肾移植患者需长期使用糖皮质激素类如泼尼松、免疫抑制剂如环孢素及他克莫司，这些药物会升高血糖，影响降糖药物的疗效；另一方面环孢素、他克莫司与一些降糖药如瑞格列奈有共同的代谢途径，也可能会受到降糖药物的影响，因此需要监测环孢素、他克莫司的血药浓度。

因此,降糖治疗过程中应进行血糖监测。肾移植受者术后6周内接受含糖皮质激素类药物治疗时,监测16：00时毛细血管血糖(指尖血糖),以评估血糖水平。糖化血红蛋白不适用于移植前和移植后早期血糖异常的筛查。移植后稳定期(2～3个月后)可以用糖化血红蛋白进行筛查,正常范围为5.7%～6.4%。

(7)肾移植术后高尿酸血症用药

1)利尿剂可增加血清中尿酸含量,控制痛风和高尿酸血症时,应注意监测尿酸水平,必要时调整别嘌醇和非布司他的剂量。

2)别嘌醇与青霉素类药物合用时,皮疹的发生率增高,尤其是肾移植术后高尿酸血症患者。应用期间应密切监测。

3)别嘌醇与抗凝药如华法林同用时,抗凝药的效应可加强,应注意监测国际标准化比值(INR),必要时调整剂量。避免抗凝药引起出血不良反应。

4)别嘌醇与硫唑嘌呤或巯嘌呤同用时,后者的用量一般要减少。

5)别嘌醇与环磷酰胺同用时,对骨髓的抑制可更明显。应密切监测。

6)别嘌醇不宜与铁剂同服。

7)秋水仙碱和环孢素都会影响P糖蛋白活性,因此使用环孢素的肾移植受者,痛风发作期秋水仙碱剂量应限制在0.5毫克/天,且至少3天内不应重复使用。

🐛特殊人群用药指导

1.免疫抑制剂

(1)儿童用药指导：儿童免疫防御能力强,年龄越小,免疫反应性越强;儿童对免疫抑制剂的代谢速度明显高于成人;由于儿童机体发育尚未完全,应限制使用泼尼松、甲泼尼龙,并加强监测,从而预防不良反应的发生;儿童对免疫抑制剂的耐受不同,需同时兼顾排斥反应和药物肾毒性。

(2)青少年用药指导:青少年免疫防御能力强,年龄越小,免疫反应越强;青少年对免疫抑制剂的代谢速度明显高于成人;青少年对免疫抑制剂的耐受不同,需同时兼顾排斥反应和药物肾毒性。

(3)老年人用药指导:环孢素、他克莫司等免疫抑制剂主要经肝脏代谢,老年人肝功能多有不同程度的减退,药物易蓄积,用药期间需加强监测药物浓度。老年人使用激素比青壮年更易发生并发症,尤其是药物性糖尿病,因此应密切监测。

(4)妊娠期妇女用药指导:肾移植受者术后需终身服用免疫抑制剂,由于免疫抑制剂可以通过胎盘到达胎儿体内,对胎儿可能造成影响。目前,常用的三联抗排斥方案中,吗替麦考酚酯由美国食品药品监督管理局(FDA)妊娠分级为D级,增加流产风险和出生缺陷,不适合妊娠,受孕前6周应停用。硫唑嘌呤虽然FDA妊娠分级为D级,但该药在胎儿体内仅以非活性的代谢物形式存在,妊娠期间服用硫唑嘌呤是相对安全的,可代替吗替麦考酚酯。他克莫司和泼尼松FDA妊娠分级为C级,相对安全。妊娠期应定期进行免疫抑制剂血药浓度监测,在专科医生的指导下定期孕检,严密监测胎儿的发育情况。

2. 肾移植术后感染用药

(1)儿童用药指导:氟康唑胶囊对于早产儿、低体重新生儿及16岁以下少年儿童体内的血浆半衰期与成人不同,半衰期可有不同程度延长,因此用于儿童患者的剂量应根据说明书或在医生指导下用药。伏立康唑安全性和有效性数据尚不充分,不推荐2岁以下儿童使用。2~12岁的儿童中推荐的维持用药方案可参照说明书或在专业医生指导下进行。复方磺胺甲噁唑禁用于2个月以下婴儿。

（2）青少年用药指导：伏立康唑用于青少年的剂量与成人相似。

（3）老年人用药指导：无肾功能损伤者氟康唑可采用成人的正常剂量，肾功能损伤者（肌酐清除率＜50毫升/分），应根据受损程度相应调整给药方案。老年人应用伏立康唑时无须调整剂量。

（4）妊娠期妇女用药指导：氟康唑、伏立康唑、缬更昔洛韦、更昔洛韦及复方磺胺甲噁唑均不推荐用于妊娠期妇女。

3. 肾移植术后消化道并发症用药

（1）青少年用药指导：青少年消化性溃疡的患者使用质子泵抑制剂的临床经验有限且有争议，从品种来看，临床应用数据较多的是奥美拉唑、埃索美拉唑和兰索拉唑。但青少年期发育仍未完全，当有明确的用药指征时，首选较为安全可靠的药物，尽量缩短用药疗程，同时注意监测不良反应的发生。

（2）老年人用药指导：老年消化性溃疡患者可能基础疾病较多、高危因素较多、用药品种多、导致治疗过程中药物间相互作用较多、不良反应也可能增多，因此当老年人合并使用多种药物时，对肝药酶影响小的泮托拉唑、雷贝拉唑或埃索美拉唑等可优先考虑。鉴于老年人肝肾功能多有不同程度的减退，用药期间需加强监测血常规、肝肾功能等指标。

（3）妊娠期妇女用药指导：妊娠期妇女在妊娠期生理发生变化，相应的药物安全性报道较少。针对出现消化性溃疡需要用药的情况，可优先选择兰索拉唑、泮托拉唑、雷贝拉唑、埃索美拉唑，具体药物选择遵医嘱。但用药期间需在专科医生的指导下定期孕检,严密监测胎儿的发育情况。

4. 肾移植术后高血压用药

（1）儿童用药指导：若需进行药物治疗,原则是单一用药、小剂量开始。普利类、沙坦类及地平类降压药物在标准剂量下较少发生副作用,通常是儿科降压药物的首选。利尿剂通常作为二线降压药物或与其他种类降压药物联合使用。而α受体阻滞剂和β受体阻滞剂,因为副作用的限制多用于严重高血压和联合用药。

（2）青少年用药指导：同儿童用药指导。

（3）老年人用药指导：老年高血压患者的理想降压药物应平稳、有效、安全、不良反应少、服药简便、依从性好。除需紧急降压处理外,老年患者在降压过程中切勿急躁,不应过快、过度降低血压。常用的降压药物在老年患者中均可选用。

需要注意的是,存在吞咽或口服药物困难的老年患者在服用药物需要研碎时,尽量避免选择不能咀嚼或研碎的缓释、控释类药物,如硝苯地平控释片、硝苯地平缓释片、非洛地平缓释片、美托洛尔缓释片、吲达帕胺缓释片等。

（4）妊娠期及哺乳期妇女用药指导：降压药物选择原则是有效控制血压的同时,应充分考虑药物对母婴的安全。目前,没有任何一种降压药物对妊娠期高血压患者是绝对安全的。医生会充分权衡利弊,选择合适的药物并在给药前对患者进行充分说明。但普利类、沙坦类降压药物禁用于妊娠期高血压患者。而且要求一般在妊娠计划6个月前停用以上这两类药物。对于地平类药物,部分药物说明书中指出禁用于妊娠期和哺乳期妇女,如硝苯地平控释片、西尼地平片、非洛地平缓释片等,但有些厂家提示可在医生指导下权衡利弊使用,如临床上有硝苯地平片用于高血压妊娠期妇女治疗的案例。氨氯地平、左旋氨氯地平、尼群地平等药物在妊娠期妇女中缺乏相应的应用资料，说明书中没有明确指出禁用，因此需谨慎使用这类药物。妊娠期使用β受体阻滞剂可能对胎儿产生影响，包括胎儿发育迟缓、胎儿心动过缓，一般不推荐使用，若必须使用，需严密监测胎心和胎儿发育情况。妊娠期一般不使用利尿剂（如氢氯噻嗪）降压，以防血液浓缩、有效循环血量减少和高凝倾向。其中，螺内酯具有抗雄性激素作用，并能透过胎盘，因此不推荐妊娠期妇女使用。α受体阻滞剂中如乌拉地尔缓释片说明书明确指出妊娠期和哺乳期妇女禁用。

（5）移植肾功能不全的患者用药指导：针对移植肾功能不全的患者，药物治疗的原则是延缓肾功能减退，预防或延缓心脑血管疾病及心血管死亡。在出现移植肾功能不全时，优先推荐普利类和沙坦类药物，尤其是出现蛋白尿后。但是，慢性肾功能不全3～4期患者应谨慎使用这两类药物，建议初始剂量减半，严密监测血钾及肾功能变化，及时调整药物剂量和类型。地平类降压药物疗效强，这类药物主要经肝脏排泄，对合并移植肾功能不全的高血压患者没有绝对禁忌证。尤其适用于有明显肾功能异常、单纯收缩压升高的高血压及合并动脉粥样硬化的高血压患者。而利尿剂特别适用于容量负荷过重的移植肾功能不全患者，与普利类或沙坦类药物联用可以降低高钾血症的风险，因此常作为联合降压治疗药物。其中，噻嗪类利尿剂如氢氯噻嗪可用于轻度肾功能不全患者，对于肾功能不全4期及以上推荐应用袢利尿剂如呋塞米。保钾利尿剂可应用于肾功能不全1～3期，对肾功能不全4期及以上患者慎用，且常与噻嗪类利尿剂及袢利尿剂合用。总体原则是在使用以上药物时，均应密切监测患者肾功能变化，以免肾功能继续恶化。

5. **肾移植术后血脂异常用药**

（1）儿童和青少年用药指导：目前，国内外儿童和青少年使用降脂药物安全性、有效性的数据有限，故推荐必要时的具体药物治疗一定要在专科医生指导下使用，不可滥用。可以选择他汀类、依折麦布和考来烯胺，其余种类降脂药物均不推荐使用。他汀类药物宜从最低剂量开始，定期复查，逐步调整。用药期间注意药物的不良反应，特别是肌病（如肌肉痛性痉挛、软弱、无力等），用药前后检测患儿肌酸激酶（CK）、谷丙转氨酶和谷草转氨酶，必要时停药。

（2）老年人用药指导：上述降脂药物老年患者均可选用，起始剂量不宜太大，由于老年人肝肾功能多有不同程度减退，用药期间需加强监测肝肾功能和肌酸激酶，具体药物选择及服药剂量应遵医嘱。

（3）妊娠期妇女用药指导：妊娠期妇女禁用他汀类、脂必泰、非诺贝特和阿昔莫司，慎用血脂康和依折麦布，其他药物均不推荐用于妊娠期或哺乳期妇女。如需用药，用药期间需在专科医生的指导下定期孕检，严密监测胎儿的发育情况和妊娠期妇女的健康状况。

6. **肾移植术后糖尿病用药**

（1）儿童及青少年用药指导：儿童糖尿病治疗目的是维持正常的生长发育，减少由于血糖过高或过低而产生的影响，减少长期高血糖引起的并发症。儿童糖尿病多需要使用胰岛素治疗，口服药物中二甲双胍是目前唯一批准用于儿童、青少年糖尿病治疗的药物。

儿童糖尿病有许多不同于成人的特点，治疗时必须予以注意的是儿童年龄小、认知性较差，这就要求家长和医生更加细致和耐心地帮助和指导患儿以提高治疗的依从性；帮助患儿控制和均衡饮食；避免运动不足或运动过量。

（2）老年人用药指导：老年糖尿病药物治疗的原则是使血糖得到合理控制，避免低血糖的发生，防止高血糖的急性并发症，阻止或延缓糖尿病慢性并发症进程。

1）老年人药物代谢缓慢，容易发生低血糖，血糖控制目标应个体化，一般推荐将血糖控制在成人控制目标的高限，以避免低血糖的伤害。

2）对于容易发生低血糖的磺酰脲类、胰岛素等药物，患者应在医生指导下逐步调整治疗方案，直至血糖达标。

3）老年患者的肝肾功能可能会有所下降，需要在医生指导下定期复查，对于有异常的患者，可能需要监测更为频繁甚至调整降糖方案。

4）老年人的胃肠消化能力减弱，饮食量较少或不规律甚至偶尔不能正常就餐，从而可能会导致低血糖。

5）老年人大多合并多种疾病，如高血压、冠心病、关节炎等，还可能出现糖尿病并发症，不同的治疗药物之间，可能存在相互影响。因此，老年人治疗药物选择需要谨慎，避免重复用药，对于用药品种较多的患者，建议向药师寻求用药指导。

（3）妊娠期及哺乳期妇女用药指导：妊娠期糖尿病的治疗原则是既要保证妊娠期妇女和胎儿的营养需要，又要有效控制高血糖，以保障胎儿的正常生长发育。

妊娠期糖尿病的治疗需饮食指导，必要时使用胰岛素治疗。妊娠过程中机体对胰岛素需求是变化的，妊娠中、晚期对胰岛素需要量有不同程度增加；妊娠32～36周胰岛素需要量达高峰，妊娠

36周后稍下降,应根据个体血糖监测结果,及时调整胰岛素用量。

胰岛素不进入胎儿体内,也不会进入乳汁,因此用于妊娠期或哺乳妇女相对安全。由于口服降糖药基本都能进入乳汁中,因此糖尿病患者哺乳期间一般暂停使用口服降糖药,调整为胰岛素或暂停哺乳。

7. 肾移植术后高尿酸血症用药

(1)儿童和青少年用药指导:目前,国内外儿童和青少年使用降尿酸药物安全性、有效性的数据有限,故应谨慎使用。

(2)老年人用药指导:降尿酸药物老年患者均可选用,起始剂量不宜太大,用药期间需加强监测肝肾功能,具体药物选择及服药剂量应遵医嘱。

(3)妊娠期妇女用药指导:妊娠期妇女禁用苯溴马隆。别嘌醇、非布司他、秋水仙碱根据FDA妊娠分级为C级,动物研究证明药物对胎儿有危害性(致畸或胚胎死亡等),或尚无设对照的妊娠妇女研究,或尚未对妊娠妇女及动物进行研究。只有在权衡利害之后,方可使用。

 用药案例解析

案·例·1

病史:患者,男性,40岁。肾移植术后3个月,术后予以吗替麦考酚酯胶囊(2粒,2次/天)+他克莫司胶囊(4粒,2次/天)+醋酸泼尼松片(2片,1次/天)口服治疗,肌酐维持在100微摩尔/升。因他克莫司胶囊服用完,没有及时购买,擅自停用了他克莫司胶囊1周左右。前来复查时他克莫司浓度已降至3纳克/毫升(肾移植术后3个月,一般他克莫司浓度要维持在9～12纳克/毫升),肌酐升高至120微摩尔/升。

解析:肾移植患者药物治疗的目标是既能防止排斥反应的发生,又能减少感染的发生率,使机体处于最佳的免疫抑制状态。住院期间医生已将患者他克莫司的血药浓度调整至最佳范围,出院后患者需谨遵医嘱,按时按量服用才能达到预防排斥反应的药物浓度;三种药物对预防排斥反应均起重要作用,未经医生同意不可随意停用其中任何一种。该患者若停用时间延长可能会导致排斥反应的发生。因此应详细记录自己的用药过程,并提前准备好药物。

案·例·2

病史:患者,男性,25岁。肾移植术后一年半个月,术后予以吗替麦考酚酯胶囊(2粒,2次/天)+他克莫司胶囊(4粒,2次/天)+醋酸泼尼松片(2片,1次/天)口服治疗,同时予以五酯胶囊(2粒,2次/天)护肝,并且提升他克莫司浓度,肌酐维持在120微摩尔/升。患者因五酯胶囊服用完,未及时购买,几个月没有服用,也未按时门诊复查。因肌酐升高再次入院,入院查肌酐1 000微摩尔/升,他克莫司浓度<2纳克/毫升,移植肾坏死。

解析:五酯胶囊可以抑制他克莫司的代谢,提高他克莫司的生物利用度,减少他克莫司的治疗剂量,从而降低他克莫司的肾毒性,也降低免疫抑制剂费用。同时,五酯胶囊还具有保护肝脏的作用。患者擅自停用服用的药物,造成了不可逆损失。移植术后要遵医嘱,不要擅自停药,同时应详细记录自己的用药过程,一旦服用完,及时购买。除了五酯胶囊外,地尔硫革、伏立康唑、红霉素等药物也可以提高他克莫司的血药浓度,因此不要擅自停药。

案·例·3

病史:患者,男性,35岁。亲属活体肾移植术后常规使用吗替麦考酚酯胶囊(2粒,2次/天)+他克莫司胶囊(3粒,2次/天)+醋酸泼尼松片(2片,1次/天)三联免疫抑制抗排斥治疗。患者因骨关节炎疼痛发作,予以布洛芬止痛,连续间断服用3个月,后自觉尿量减少,前来门诊复查,肌酐增加至200微摩尔/升,尿蛋白2+。

解析:布洛芬等非甾体抗炎药被广泛应用于骨关节炎、类风湿关节炎等风湿免疫性疾病的治疗及多种发热和疼痛症状的缓解。这些药物存在潜在的消化道出血和心血管、肾脏、肝脏损害等风险,是西方国家急性间质性肾炎(AIN)的首要病因,占37%~44%。因此,肾移植术后应谨遵医嘱,未经医生同意不得擅自添加药物。

案·例·4

病史:患者,男性,54岁。6个月前行肾脏移植术,给予吗替麦考酚酯胶囊(2粒,2次/天)+他克莫司胶囊(4粒,2次/天)+甲泼尼龙片(2片,1次/天)口服抑制免疫。近日来出现咽痛,继而加重出现咳嗽、咳痰。患者自行口服左氧氟沙星片7日未见好转,伴有尿量减少,体温升高,同时伴有疲乏无力、恶心、呕吐等不适,遂前来医院就诊。通过完善实验室检查等医生考虑系服用药物导致的肾功能损害,及时停用左氧氟沙星片,给予对症治疗。

解析：肾移植术后由于免疫抑制剂的应用，感染的发生不可避免。肺部感染在各种感染中居首位，感染的病原体以细菌为主，其次为真菌及病毒。一旦出现感染症状要尽早就医，不可延误治疗，并应询问医生抗菌药物与正在服用的免疫抑制药是否有相互作用，更不可随意服用药物，以免对移植肾功能造成损害。本案例中患者出现呼吸系统感染后，未及时就医，且自行服用对肾功能有损害效应的药物，导致原本感染加重和肾功能恶化。

案·例·5

病史：患者，女性，54岁。肾移植术后3月余，因近期头晕、头痛加重1周就诊。入院监测血压156/80毫米汞柱，诊断为肾移植术后高血压。询问患者详细情况后，得知在肾移植术后予以硝苯地平控释片（30毫克，1次/天）口服。降压药物治疗后，测得血压稳定在136/70毫米汞柱，由于其自觉血压已稳定多时，便擅自停药。

解析：该例患者为肾移植术后合并高血压，经过规范的降压治疗后，患者血压基本控制良好。由于用药后，患者血压控制平稳，加之长期服药，在治疗疾病上思想松懈，重视度降低，导致患者擅自停药，从而引起血压反复。肾移植术后合并高血压多需要长期治疗，应当听从医生或药师等专业人员意见，不可随意自主停药。如果只是根据某天或某几天情况进行随意调整，则很有可能导致血压的波动，从而增加心血管事件发生的风险。该患者既往用药血压基本控制良好，且无其他明显异常，所以建议继续使用原治疗方案并观察1～2周血压情况再考虑是否调整用药方案。

案·例·6

摘要：患者，男性，41岁。肾移植术后2月余，患者同时合并高血压，给予非洛地平缓释片(5毫克，1次/天)口服，虽然坚持服药，但是仍然感觉血压控制不理想，详问原因，患者自述近期心情烦躁，食欲不好，睡眠质量也很差，经常控制不住情绪而发火，家属陪同前往心理科就诊，给予氟哌噻吨美利曲辛片(10.5毫克，1次/天)口服，抗焦虑治疗。经过药物的治疗，一段时间后，患者再次复诊时，情绪明显好转，血压也较之前下降稳定。

解析：该患者高血压控制情况与其肾移植术后相关，同时与心理因素变化也密切相关，长期处于紧张状态会导致血压上升。因此，如果合并高血压患者长期血压控制不佳，且伴随情绪及睡眠问题，就应当及时前往心理科或精神科进行诊治，明确是否存在精神疾病。消除存在的问题，才可更好地治疗疾病。

案·例·7

病史：患者，男性，46岁。因"终末期肾脏病"行同种异体肾移植术，术后予以吗替麦考酚酯胶囊(2粒，2次/天)+他克莫司胶囊(3粒，2次/天)+醋酸泼尼松片(2片，1次/天)三联方案维持免疫抑制治疗。肾移植术后4个月，患者在当地医院复查时发现低密度脂蛋白胆固醇3.5毫摩尔/升，总胆固醇7.5毫摩尔/升。查体：血压130/85毫米汞柱，心率85次/分，呼吸18次/分，诊断为肾移植术后高脂血症，医生予以阿托伐他汀钙片(10毫克，1次/天)降脂治疗。患者以为血脂高是和饮食相关，担心药物服用过多会导致肾毒性，遂自行控制饮食（如不吃蛋黄、动物内脏及油炸食品等），未服用医生开具的药物。3个月后复查血胆固醇及低密度脂蛋白水平仍明显高于正常范围。

解析：肾移植术后血脂异常会影响肾脏的长期存活。同时，肾移植术后的血脂异常，与服用的免疫抑制剂有一定关系，调整饮食结构固然有助于改善脂代谢紊乱，但多数情况下，患者还是需要配合使用降脂药物。这是因为胆固醇（尤其是低密度脂蛋白）与饮食的关系不像三酰甘油与饮食那么密切。如果血脂异常是以胆固醇尤其是低密度脂蛋白胆固醇升高为主，单纯靠调节饮食往往难以达标，需要同时启动降脂药物治疗。有些患者由于担心药物的副作用而拒绝用药，完全依靠饮食治疗的做法并不可取。

案·例·8

病史：患者，男性，50岁。因"终末期肾脏病"行同种异体肾移植术，术后予以吗替麦考酚酯胶囊（2粒，2次/天）+他克莫司胶囊（3粒，2次/天）+醋酸泼尼松片（2片，1次/天）三联方案维持免疫抑制治疗。肾移植术后半年门诊复查时发现血脂升高，诊断为肾移植术后高脂血症，高胆固醇血症。初始予以阿托伐他汀钙片（10毫克，1次/天）睡前口服降脂治疗，控制饮食，1周后门诊复查血胆固醇及低密度脂蛋白水平仍偏高，自行换用瑞舒伐他汀钙片（5毫克，1次/天）治疗。

解析：降血脂不能急于求成、频繁换药。因为降脂药物明显见效往往需要2周甚至更长的时间。一般建议用药后4周复查血脂水平，如有必要，遵医嘱调整剂量或换药。

案·例·9

病史：患者，男性，35岁。因"终末期肾脏病"行同种异体肾移植术，术后予以吗替麦考酚酯胶囊(2粒，2次/天)+他克莫司胶囊(2粒，2次/天)+醋酸泼尼松片(1片，1次/天)三联方案维持免疫抑制治疗。肾移植术后3个月门诊复查时诊断为肾移植术后高尿酸血症，严格控制饮食(低盐、低脂、低嘌呤饮食)，运动治疗，未予以降尿酸治疗。半年后复查血尿酸水平仍高于420微摩尔/升。

解析：调整饮食结构有助于降低血尿酸，但仍然不达标的患者，需配合使用降尿酸药物。肾移植术后高尿酸血症无痛风发作的患者，建议血尿酸控制在420微摩尔/升以下。

温馨提示

(1)未经医生同意不得擅自更改药物剂量、添加药物。

(2)肾移植患者出现感染状况应及时就医，以免耽误病情。

(3)由于缺乏药物专业知识，切勿随意服用抗感染药物，以免对肾功能造成损害，应咨询医生或药师的专业意见后服用相关药物。

(4)高血压患者不能随意停药或减量，否则会导致血压的波动或反复。

(5)高血压患者用药期间，同时需要注意情绪的控制，不能过于焦虑或紧张，必要时可前往心理科或精神科诊治，提高降压效果。

(6)高脂血症患者不宜频繁换药，更不能随意停药或减量。

(7)预防和治疗肾移植术后并发症，需要健康的生活方式。

——用药常见问题解析——

Q1 为什么要对免疫抑制剂进行药物浓度检测?

答： 免疫抑制剂因其独特的药理作用,需要进行药物浓度监测指导,才能实现合理应用。浓度过高,当免疫抑制作用增强时,免疫缺陷反应也增强,可削弱患者全身免疫功能,降低患者对感染和肿瘤的抵抗能力,感染和肿瘤的发生率从而增加。浓度过低,当免疫抑制作用减弱时,不能有效地控制和预防排斥反应,导致移植物失去功能,因此需要进行药物浓度检测。目前,需要进行浓度监测的免疫抑制剂主要有环孢素、他克莫司、霉酚酸酯、硫唑嘌呤等。需要重点提示,患者切不可自行调整免疫抑制剂。

Q2 为什么他克莫司要与五酯胶囊合用?

答： 五酯胶囊是五味子的提取物,具有保护肝脏的作用。同时,可以抑制他克莫司的代谢,提高他克莫司的血药浓度,降低他克莫司的服药剂量,也减轻患者经济负担。

Q3 肾移植术后需要终身服用免疫抑制剂吗?

答： 需要终身使用免疫抑制剂,因每个人体内都有自身独特的白细胞抗原,当异体器官移入受者体内时,受者的免疫系统会将其视为“异物”而对其进行攻击,免疫抑制剂的使用就是为了降低机体对外来“异物”的攻击,从而保障新植入的肾脏能够在受者体内发挥作用。

Q4 一般情况下他克莫司浓度维持在什么范围?

答： 1个月内他克莫司浓度应控制在10 ～ 15纳克/毫升,2 ～ 3个月应控制在9 ～ 12纳克/毫升,4 ～ 6个月应控制在7 ～ 10纳克/毫升,大于6个月应控制在4 ～ 8纳克/毫升。

Q5 肾移植术后如何治疗感冒?

答： 肾移植术后由于使用免疫抑制药,患者体内免疫系统受到很大抑制,抵抗外来病菌侵害的能力大大下降,很容易患上呼吸道感染,俗称感冒。感冒通常由病毒感染所致,一旦确定感冒发生,应及时找有经验的做移植的医生诊治。必要时做血常规化验检查,如果化验结果提示白细胞不高,中性粒细胞正常,可能为病毒性感冒,可以常规使用抗感冒药物对症治疗;如果化验结果提示中性粒细胞升高则有可能合并细菌感染,可在抗感冒药物的基础上,酌情口服抗菌药物如阿莫西林胶囊、头孢呋辛酯、头孢克洛、阿奇霉素等;如果患者感冒症状较重或继发肺部感染,可进行病原体检查,使用针对性强的抗感染药物治疗,在医生指导下调整免疫抑制药剂量,避免应用肾损害的药物及与免疫抑制剂有相互作用的药物。但患者切不可自行调整免疫抑制剂。

不建议患者自己随意选择、服用感冒药。因为目前市面可购买到的许多感冒药都含有解热镇痛抗炎药的成分,如对乙酰氨基酚、布洛芬等,这些药物使用不当可能会导致移植肾缺血、肾功能变差。所以,患者如需服用感冒药物必须经移植医生同意,做到短期用药,对症治疗,以免影响移植肾功能。

Q6 肾移植术后巨细胞感染服用缬更昔洛韦片时有哪些注意事项?

答： 不能将片剂掰开或研碎，考虑到缬更昔洛韦对人有潜在的致畸和致癌作用，在处理破碎的片剂时应特别谨慎。避免皮肤或黏膜直接接触破损的片剂，一旦发生接触，应使用肥皂水彻底冲洗皮肤，以大量清水冲洗眼睛。缬更昔洛韦是更昔洛韦的前体药物，能很好地从胃肠道吸收并快速在小肠壁和肝内代谢成更昔洛韦，因此建议缬更昔洛韦可与食物同服。在治疗过程中建议监测全血细胞计数和血小板计数。有严重白细胞减少、中性粒细胞减少、贫血和（或）血小板减少的患者应根据医生建议采用血细胞生长因子治疗和（或）考虑暂停服药。

Q7 肾移植术后患者为什么是巨细胞病毒感染的高危人群，应如何预防和治疗?

答： 巨细胞病毒在人群中感染非常广泛，通常呈隐性感染，多数感染者无临床症状，肾移植术后，可能因为供体是巨细胞病毒阳性或因应用免疫抑制药导致免疫状态低下而引起巨细胞的激活而发病。巨细胞病毒感染的患者应早期足量抗病毒，可选用更昔洛韦或膦甲酸钠。同时，可以应用免疫球蛋白，调整免疫抑制药的剂量，纠正患者营养状态，增强免疫功能。

Q8 肾移植术后发热该如何处理? 可使用哪些药物?

答： 肾移植患者因长期服用免疫抑制药，导致机体对外界各种微生物的抵抗力较低，尽管感染并不一定有发热症状，但是发热仍是最常见的感染证据。发热患者应及时前往医院咨询医生意见,进行体格检查和相关化验、影像学检查以明确诊断。肾移植患者发热的处理要比健康人发热更积极,一旦体温超过38℃要进行物理降温或药物降温,常用的解热镇痛药物有对乙酰氨基酚、阿司匹林、布洛芬等,栓剂可选用吲哚美辛栓。但这些药物只能缓解发热症状,无法根除病因,用药时间不宜过长,发热控制后应及时停用。而且这些药物可能会加重肾损伤。因此,一旦患者反复发热应及时咨询肾移植医生。

Q9　腹泻的发生对免疫抑制剂的服用有影响吗?

答: 腹泻时肠道蠕动增加,导致药物在肠道吸收减少,一般会导致药物在体内浓度减少,但临床观察中发现腹泻时他克莫司血药浓度会升高(具体机制不明确),因此腹泻时应及时监测药物浓度,必要时调整剂量。

Q10　肾移植术后需要终身服用降压药物吗?

答: 高血压患者一般需长期甚至终身服药。如果患者自行停药,血压很可能会恢复到治疗前的水平,同时血压波动过大,对心、脑、肾靶器官的损害更严重。若患者血压长期控制在正常水平,且长期保持稳定(一年以上),可以在医生的指导下,逐步减少药物的剂量,但在减量的过程中要严格监测血压。同时,也要注意保持健康的生活方式,合理饮食,适当运动,注意休息,避免不良刺激,防止血压波动。肾移植术前没有高血压,而肾移植术后才出现高血压的患者,可能随着新植入肾脏的耐受、糖皮质激素及免疫抑制剂的减量使用,部分患者血压会降至正常,可根据血压情况考虑停用。肾移植术前合并高血压的患者,术后随着新移植肾脏开始工作,术前高血压可能会得到缓解,可以在医生指导下酌情给予减药或停药处理。

Q11 肾移植术后能凭感觉服用降压药物吗?

答: 有的患者认为,只要没有不适症状,高血压就不用治疗,这是非常错误的。血压的高低与症状的轻重不一定有关系。大部分高血压患者没有症状,有些患者血压明显升高,但因为患病时间长,机体已经适应了高的血压水平,没有不适的感觉,直到发生脑出血,才有了"感觉"。高血压是用血压计量出来的,不是感觉出来或估计出来的,没有不适感觉,并不能说明血压不高。高血压患者应定期测量血压,如每周至少测量血压 1 次。不能"跟着感觉"来估计血压。

Q12 哪种降压药是最好的?

答: 降压药物没有最好的,只有更适合的。千万不能听信别人使用某种降压药物后血压控制好就是好药,每个人的情况不同,患者应根据自身情况在专科医生或药师指导下选择适合自己的降压药物。

Q13 肾移植术后,如何处理与判别服用地平类降压药导致的水肿?

答: 地平类降压药是通过阻断血管平滑肌电压依赖的钙通道,减少钙离子内流,使心肌收缩力下降,心率减慢,血管平滑肌松弛,外周阻力降低,心脏负荷减轻,从而降低心肌耗氧量。地平类降压药的主要不良反应有踝部关节水肿、头痛、心悸、眩晕、麻木、耳鸣、面色潮红、发热等。其水肿特点为晨轻午重,多见于踝关节、下肢、足部，少见于面部和其他部位，其原因是地平类降压药主要扩张小动脉，对小静脉和毛细血管作用较小，从而导致体液在静脉淤积。如水肿严重，可应用利尿剂减轻症状，但不能根治；或联合应用普利类降压药，普利类降压药主要扩张小静脉，并增加静脉床容量。普利类与地平类协同降压，可减轻体液淤积，缓解下肢水肿症状。

Q14 应用钙拮抗剂需要补钙吗？

答： 钙拮抗剂是通过阻断血管平滑肌电压依赖的钙通道，抑制血浆中的钙离子进入血管内皮细胞，来发挥降压作用的。钙拮抗剂既不影响食物或药物中钙的吸收入血、血钙向骨组织中的分布，也不促进骨钙的代谢。所以，钙拮抗剂不会导致钙的流失，也不会导致骨质疏松，因此应用钙拮抗剂不需要补钙。

Q15 为什么医生让我在睡前服用他汀类药物，而说明书说可在每日内的任何时间1次服用？

答： 因为肝脏合成胆固醇主要在夜间进行，而他汀类药物又主要是通过抑制胆固醇的合成起作用，因此，大多数他汀类药物宜晚上服用，这样可以获得更好的降脂效果。但是，阿托伐他汀、瑞舒伐他汀和匹伐他汀因药物作用时间长，可在每日内任何时间服用。

Q16 是不是只要服用降脂药物就能将血脂控制正常？

答： 纠正脂代谢紊乱，不能完全依赖降脂药物，还要重视生活方式干预和对原发病（如糖尿病、甲状腺功能减退）的治疗。事实上，有些以三酰甘油升高为主的2型糖尿病患者，在血糖得到理想控制以后，血脂也随之恢复正常。

Q17 移植术前血脂正常,为什么移植术后血脂出现异常了?

答: 因为移植术后所服用的很多药物会导致血脂异常,如环孢素、他克莫司、糖皮质激素等。

Q18 肾移植术后服用别嘌醇,出现皮肤过敏怎么办?

答: 出现皮肤过敏时应当立即停药,并就医,别嘌醇导致的严重皮肤及其附件损害主要表现为重症药疹,如剥脱性皮炎、重症多形红斑型药疹、中毒性表皮坏死松解症等。必要时要进行基因型监测。

孙旭群　冯丽娟　刘　红　黄　燕　朱冬春　方　玲

疾病二 肝 移 植

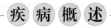

一、肝移植概述

概述

自 1963 年 Starzl 首度将肝移植（liver transplantation, LT）技术应用于临床以来,肝移植历经半个世纪的发展,目前已成为根治各种终末期肝病唯一有效方法。全世界已累计实施肝移植手术 10 万余例。近年来,我国肝移植事业发展迅猛,呈专业化和规模化发展态势,在移植数量和质量方面已接近或达到西方发达国家水平。

分类

按照供肝种植部位不同,可分为原位肝移植术和异位肝移植术。

原位肝移植术按照供肝的静脉与受体下腔静脉的吻合方式不同,可分为经典原位肝移植和背驮式肝移植。①经典原位肝移植是供肝大小和受体腹腔大小相匹配,切除受体病肝,按原血管解剖将整个供肝植入受体的原肝部位。②背驮式肝移植是指切除病肝时,保留受体的肝后叶下腔静脉,将供肝的上、下腔静脉与受体的三支肝静脉或肝中、肝左静脉所形成的共同开口相吻合,或供体、受体肝后下腔静脉行侧侧吻合,重建肝脏的血液流出道,结扎供肝的肝后下腔静脉。背驮式肝移植无论是全肝移植还是减体积性肝移植均可采用,活体部分肝移植时必须采用背驮式肝移植。

异位肝移植术是指保留受体原肝,将供肝植入受体体腔的其他部位,如脾床、盆腔或脊柱旁。

为解决供肝短缺和儿童肝移植的问题,又相继出现了活体部分肝移植、减体积肝移植、劈裂式(劈离式)肝移植、多米诺骨牌式肝移植等。此外,还有辅助性肝移植和肝脏与心脏、肾脏等其他器官联合移植等。

指征与评估

迄今,肝移植已经用于数十种肝脏疾病的治疗,主要适应证有以下几类:

1. **良性终末期肝病**　包括肝炎后肝硬化失代偿期、慢性重型肝炎(乙型肝炎、丙型肝炎等)、原发性胆汁性肝硬化、原发性硬化性胆管炎、酒精性肝硬化、自身免疫性肝炎。

2. **肝脏肿瘤**　包括肝脏恶性肿瘤、多发性肝腺瘤、巨大肝血管瘤、局限于肝内的转移性神经内分泌肿瘤。

3. **急性肝衰竭**　包括急性重型肝炎、肝衰竭、急性药物性肝炎。

4. **先天性代谢性疾病**　包括先天性胆道闭锁、肝豆状核变性、肝内胆管囊状扩张症、糖原贮积症、血色病、多囊肝、遗传性高草酸盐尿症。

5. 其他 包括隐源性肝硬化、肝功能失代偿、肝内胆总管结石、药物性肝病、肝外伤。

肝癌肝移植的受者选择标准一直是全球移植学界争论颇为激烈的话题。国际上主要采用米兰(Milan)标准,国内已有多家单位和学者陆续提出了不同的标准,包括杭州标准、上海复旦标准、华西标准和三亚共识等,除了对于肿瘤的大小和数目的要求不尽相同外,各家标准对于无大血管侵犯、淋巴结转移及肝外转移的要求都比较一致,均有效扩大了肝癌肝移植的适应证范围。供者评估总体包括病史和可能影响肝移植预后的因素两方面。目前,各肝移植中心明确的供肝的一般标准有:

(1)自愿捐献肝脏器官。

(2)年龄在18～60岁。

(3)除无转移的皮肤和脑肿瘤外,无未治愈的恶性肿瘤。

(4)无腹腔感染和全身性感染。

(5)无传染病,如获得性免疫缺陷综合征、肝炎等。

(6)个人史可追溯,无不良个人史。

(7)肝功能正常。

(8)供肝血流灌注和氧合状况良好。

临床表现

同其他器官移植一样,肝移植患者术后面临排斥的风险,需要长期服用免疫抑制剂。免疫抑制剂长期使用可发生相关的不良反应,包括肾功能损伤、糖尿病、心血管疾病、代谢综合征等;同时肝移植术后易发生感染、移植肝功能不全、肝功能损害等并发症。

🍎**预后**

目前,随着肝移植的手术技术及免疫抑制剂的发展,肝移植受者的生存率已有所提高。根据中国肝移植注册(China liver transplant registry, CLTR)数据库(2011年)显示,肝移植术后受者10年生存率<60%。

二、肝移植并发症

（一）排斥反应

🍎**概述**

相较于其他器官,肝脏是"免疫特惠器官"——有自发性免疫耐受的潜力,排斥反应发生程度轻且容易逆转,但移植肝同样可以发生各种类型的免疫排斥反应。肝移植术后的排斥反应涉及T淋巴细胞介导的细胞免疫和B淋巴细胞介导的体液免疫,其致病机制十分复杂。

🍎**分类**

排斥反应根据发生的时间、机制和病理学特征,可分为超急性排斥反应、急性排斥反应、慢性排斥反应。急性排斥反应是肝移植术后最多见的排斥反应,可见于肝移植术后任何时期。

1. **超急性排斥反应**　与受者体内预存有抗供者抗原的特异性抗体有关。通常十分罕见,多见于供受者ABO血型不相容的肝移植患者,唯一的挽救措施是再次进行肝移植。

2. **急性排斥反应**　是肝移植排斥反应中最常见的一种,可发生于肝移植术后数日至数年间,最常见于肝移植术后

5～15天。

3. **慢性排斥反应** 通常发生于肝移植6个月之后。随着新型强效免疫抑制剂的应用和供肝保存技术的进步,肝移植慢性排斥反应的发生率已经逐步下降。

发病原因

1. **超急性排斥反应** 受者体内预存抗体与供肝内皮细胞特异性结合,进而激活补体系统,导致内皮细胞损伤,血小板黏附、聚集、肝脏微循环广泛血栓栓塞,最终导致急性移植肝功能丧失。

2. **急性排斥反应** 肝移植术后的急性排斥反应包括细胞排斥反应和体液排斥反应,细胞排斥反应是由供体细胞携带的抗原暴露于受体的免疫系统所引起,发生率较高,为20%～60%。体液排斥反应是由受者体内的供体特异性抗体所介导,多见于ABO血型不相容肝移植。

3. **慢性排斥反应** 是肝移植术后移植肝功能丧失的常见原因之一,其发生机制尚不明确,可见于移植术后数月至数年。

临床表现

1. **超急性排斥反应** 表现为移植术中血流开放后,迅速出现移植肝肿胀、血流淤滞或移植肝无血流等。

2. **急性排斥反应** 临床表现多种多样,典型表现为发热、肝区不适和疼痛、胆汁分泌减少且质地稀薄、肝功能检查可见谷丙转氨酶、谷草转氨酶、碱性磷酸酶等升高和凝血异常等。

3. **慢性排斥反应** 主要表现为移植肝功能进行性损害。早期的临床表现并不明显,随着病情缓慢进展,逐渐出现瘙痒、黄疸等胆汁淤积的临床症状和体征。典型的肝功能检查结果表现为碱性磷酸酶升高和谷丙转氨酶、谷草转氨酶同时升高,但碱性磷酸酶升高的比例高于血清转氨酶。

治疗选择

超急性排斥反应多见于肝移植术中,一旦发生很难逆转,需要再次肝移植。因此,对于ABO不相容肝移植,需要额外采取干预措施包括术前血浆置换、利妥昔单抗、吗替麦考酚酯和他克莫司术前给药,术中脾切除及术后血浆置换和抗凝治疗等,以降低发生超急性排斥反应的风险。

轻度急性排斥反应可以尝试提高钙调磷酸酶抑制剂(环孢素或他克莫司)的血药浓度,中度以上的排斥反应首选大剂量甲泼尼龙静脉给药,进行冲击治疗。甲泼尼龙冲击治疗仍无逆转者可以使用抗胸腺免疫球蛋白多克隆抗体、抗CD3单克隆抗体进行治疗。此时,患者感染各种机会性病原体的危险将明显增加,因此在治疗排斥反应的同时,特别是当应用大剂量甲泼尼龙或抗体类药物逆转急性抗排斥反应时,需要加强对细菌、真菌、病毒等的预防措施。

体液性排斥反应尚无明确有效、统一的治疗策略,主要是对于ABO血型不相容的肝移植受者,在肝移植术前采用脱敏治疗措施,最大限度预防体液性排斥反应的发生。这些预防措施包括术前使用利妥昔单抗清除记忆B细胞,术前开始服用吗替麦考酚酯和他克莫司,术前采用血浆置换和双重血浆吸附清除抗体,术中行脾切除,术后应用大剂量静脉丙种球蛋白0.4～0.6克/(千克·天)及根据受者血清中ABO抗体滴度继续行血浆置换术,进一步清除血浆中的抗体等。

🦋预后

免疫抑制剂的使用可适当降低机体对移植器官的免疫反应性,避免或减少排斥反应的发生,使移植器官发挥其相应功能,从而维持受者生命,恢复正常的生活。

(二)肝移植术后感染

🦋概述

肝移植术后感染的发生率高于肾移植和心脏移植,主要原因是受患者术前自身状态、手术侵扰和免疫抑制影响。肝移植受者术前因肝功能失代偿、腹水、反复住院治疗等因素,往往存在临床感染或隐匿性感染,在肝移植手术打击和术后应用免疫抑制剂状态下,约半数患者会发生肝移植术后感染。

🦋分类

1. **细菌感染**　是肝移植患者术后最常见的感染类型,多发生于术后1个月以内。肝移植术后细菌感染发生率为33%～68%。在肝移植术后早期,引起感染最常见的细菌是大肠杆菌、肺炎克雷伯菌、阴沟肠杆菌、粘质沙雷菌等肠杆菌。由于抗菌药物的广泛使用,耐药的肠杆菌和非发酵菌也很常见,同时革兰阳性球菌感染的发生率也会增加。

2. **真菌感染**　肝移植真菌感染的发生率为20%～50%,明显高于其他器官移植,90%发生于移植术后2个月以内。侵袭性真菌感染的主要致病菌种以念珠菌属比例最高,包括最常见的白念珠菌、光滑念珠菌等,曲霉菌感染次之,毛霉菌、毛孢子属和隐球菌感染偶有发生。卡氏肺孢子菌肺炎也是肝移植术后常见的机会性感染,其发生率低于肾移植,但在免疫高度抑制(如糖皮质激素冲击治疗排斥反应、钙调磷酸酶抑制剂如他克莫司及环孢素血药浓度高)、合并糖尿病、基础肝病为丙型肝炎时,卡氏肺孢子菌肺炎发生率会明显增加。

3. **病毒感染**   肝移植患者处于免疫抑制状态,除肝炎病毒外,其他病毒感染的发生率也高于非移植人群。最常见的病毒包括巨细胞病毒、疱疹病毒、EB病毒、轮状病毒等。

🍂发病原因

肝移植患者由于术后需长期口服糖皮质激素及免疫抑制剂,使机体免疫受到不同程度抑制,从而导致呼吸道、胆道、腹腔、泌尿道、皮肤软组织等部位感染的发生率增加。肝移植受者易于发生感染的主要因素有:

(1)术前肝功能损害及免疫功能缺陷,机体防御能力明显下降。

(2)肝移植手术复杂、持续时间长,术中失血量大,部分患者尚需进行胆肠吻合。

(3)术后使用大剂量免疫抑制剂进一步降低了机体的抗病能力,各种引流管道的放置、广谱抗菌药物的应用及可能发生的胆瘘、胆道梗阻等并发症均会导致感染。

🍎临床表现

由于抗排斥药物对免疫系统的抑制,感染临床表现通常不典型,症状常被掩盖。细菌感染患者可能开始仅表现为精神状态恶化而体温无明显异常、移植肝功能损害或肺、肾功能受损,然后再出现发热、外周血白细胞计数升高,接着出现感染部位的症状和体征。实验室检查和超声、CT、MRI等影像学检查可有相应异常或改变。

肝移植术后的念珠菌病多为腹部感染,临床症状为突然寒战、发热及不适,有时可出现皮疹、胃炎、食管炎或肠炎等。弥漫性念珠菌病可表现为眼部病变、肺炎、皮肤病变,后者表现为多个红斑样、硬的无痛性结节。

肝移植受者中,曲霉病可表现为肺曲霉病、气管支气管炎、原发性皮肤感染、中枢神经系统病变及腹部感染,其发生率占真菌感染的20%左右。通常发生在移植术后1个月左右。肺曲霉菌病临床表现差异大,并非每个患者都会出现发热及咳痰症状。最初的症状通常表现为疲乏或仅胸片异常,有时会有胸痛、咯血、呼吸困难等肺梗死的症状。曲霉菌引起中枢神经病变多为全身弥漫性感染的一部分,可出现单发或多发脑脓肿,但引起脑炎者少见,最初可表现为脑卒中。

卡氏肺孢子菌肺感染表现为干咳与呼吸困难,低氧血症明显。

肝移植受者中,巨细胞病毒感染率高达30%～65%,其中18%～40%的患者出现临床症状,感染多发生在肝移植术后3～8周,1/2患者表现为肝炎,1/3患者表现为肺炎,其他表现为胃肠道症状、发热、疲乏、食欲缺乏和肌肉或关节痛等非特异性症状。巨细胞病毒性肺炎可表现为发热、低氧血症,胸片检查可能发现双肺间质性炎症改变。实验室检查可见淋巴细胞增多、中性粒细胞计数减少或血小板减少等改变,巨细胞病毒感染时可有血/尿中巨细胞病毒DNA、PP65抗原、活动期IgM阳性。

单纯疱疹病毒感染多数受者表现为口腔或生殖器疱疹,约15%的患者表现为食管炎或肝炎,但很少引起致命性的弥漫性单纯疱疹病毒感染。

预后

20%以上的肝移植受者可能会出现全身性细菌感染或菌血症，经积极干预抗感染、综合治疗后治愈率较高，但重症患者预后不佳。肝移植真菌感染较其他器官移植中的发生率高，感染预后尚可，但严重的真菌感染，如弥漫性念珠菌病及念珠菌败血症可引起脓毒性休克综合征，则预后不好。

(三)原发性移植肝功能不全

概述

原发性移植肝功能不全尚无统一的定义，泛指非手术原因引起的移植肝功能不全状态。即使肝移植整个实施过程的每一个环节都是以保障移植肝的功能为目标，但由于经历了缺血再灌注、保存损伤等，移植肝脏仍然可能发生肝功能不全。

分类

原发性移植肝功能不全尚无统一的分类，通常分为初始肝功能不良、移植肝原发无功能。肝功能损伤的各阶段间并无严格的区分标准。

初始肝功能不良指肝移植恢复功能不佳，表现为肝功能部分丧失。移植肝原发无功能指移植肝功能无恢复迹象，表现为肝功能完全丧失。

发病原因

原发性移植肝功能不全的发生受以下因素影响：①供者相关因素；②器官获取相关因素；③受者相关因素。具体详见表26。

表26　原发性移植肝功能不全的发生危险因素

供体因素	器官获取因素	受体因素
年龄大于65岁	冷缺血时间大于12小时	再次移植
脂肪变性大于30%	供者心跳停止	病情严重,MELD评分高
血钠水平大于155毫摩尔/升		大量升压药或血管活性药物联合使用
大量升压药或血管活性药物联合使用		合并肾衰竭
ICU住院时间延长		
脑死亡距离器官获取时间延长		

注: MELD为终末期肝病模型。

临床表现

初始肝功能不良时,移植肝保留部分肝合成功能,患者意识常可恢复,但出现谷丙转氨酶升高,可达1 500单位/升以上,多于72小时内出现肝功能恢复及病情好转;移植肝原发无功能时,移植肝功能持续恶化,凝血功能障碍如国际标准化比值＞3.0(没有使用新鲜血浆)或pH≤7.30或血乳酸值≥2倍正常值上限,并出现继发性多器官功能衰竭(肾衰竭和肺部并发症等),多以再移植或患者死亡为临床结局。

治疗选择

一旦临床诊断原发性移植肝功能不全,则需要尽早予以辅助和支持治疗,包括:

(1)人工肝支持治疗是最重要的支持治疗手段。

(2)辅助药物治疗,N-乙酰半胱氨酸、前列腺素 E_1 等。

(3)避免使用损害肝肾功能的药物。

(4)维持内环境稳定和预防感染。

预后

移植肝原发无功能治疗十分困难,原则上必须在患者发生多器官衰竭之前进行再次移植。

（四）活体肝移植小肝综合征

概述

随着肝移植相关技术的不断完善和成熟,供肝来源短缺已成为制约肝移植发展最重要的瓶颈。为解决供肝短缺问题,活体肝移植和劈离式肝移植应运而生,影响疗效的主要因素是移植物体积绝对或相对过小,易发生活体肝移植小肝综合征。研究证实,移植肝与受者标准肝脏的质量比值和移植肝的存活率有明显相关性。活体肝移植在供肝肝功能良好、无脂肪变性或肝硬化等病理改变的条件下,一般将移植肝与受者体质量比＜0.8%或移植肝体积与受者标准肝体积＜40%定义为小移植肝。

分类

有学者将活体肝移植小肝综合征分为小肝功能不全和小肝无功能。

1. 小肝功能不全　　小肝移植物（移植肝与受者体质量比＜0.8%）移植术后1周内出现移植肝功能障碍,即连续3天出现以下情况中的2种:总胆红素＞100微摩尔/升,国际标准化比值＞2,肝性脑病3～4级,同时除外其他明确原因。

2. 小肝无功能　　小肝移植物（移植肝与受者体质量比＜0.8%）移植术后1周内出现移植肝衰竭（需紧急再次移植或死亡）,同时除外其他明确原因。

发病原因

活体肝移植小肝综合征是一种发生于活体肝移植、劈离式肝移植术后的临床综合征。对活体肝移植供者来说，供肝体积越小越好，可最大限度地保障供者安全。而对于活体肝移植受者来说，供肝体积越大越好，可最大程度地发挥移植物的生理功能。这种供需矛盾是导致活体肝移植小肝综合征发生的重要原因。此外，活体肝移植小肝综合征还与多种因素有关，如门静脉过度灌注、肝再生能力、受者病情轻重及手术情况等。

临床表现

活体肝移植小肝综合征的临床特点是胆汁淤积、凝血时间延长、门静脉高压、出现大量腹水。持续性的肝功能异常，将会进一步诱发脓毒血症、胃肠出血等并发症甚至导致呼吸衰竭和肾衰竭。

治疗选择

密切监测活体肝移植受者生命体征，并注意观察受者的一般状况，对于术后活体肝移植小肝综合征应做到早发现、早治疗，治疗分为以下几部分：

1. 药物治疗　　保肝、大量应用白蛋白、适当应用利尿剂、预防感染、止血、维持水电解质平衡、加强支持治疗、制酸和促进肝细胞再生等，同时需积极寻找原因，针对病因进行处理。

2. 低温治疗　　主要对年轻的急性肝衰竭患者有一定疗效。

3. 高压氧治疗　　可一定程度缓解急性肝衰竭和高胆红素血症，减轻供肝缺血再灌注损伤和促进肝细胞再生，并对预防肝动脉栓塞和功能性胆汁淤积有一定疗效。

4.人工肝辅助或行血浆置换　　具有一定的辅助或治疗作用,临床上视具体情况使用。

预后

虽然活体肝移植和劈离式肝移植已取得巨大进步,但活体肝移植小肝综合征死亡率仍然很高,部分患者经积极、有效治疗后,肝功能可逐渐恢复正常,但仍有50%左右患者在移植后4～6周死于严重并发症,如脓毒血症等。随着活体肝移植小肝综合征发病机制研究的不断深入和对肝细胞再生机制更深入理解,我们相信未来将会涌现更多、更有效的治疗方法,必将能降低活体肝移植小肝综合征发生率,进一步提高受者生存率。这将在很大程度上缓解供肝来源短缺问题,挽救更多患者生命。

(五)肝移植术后乙型肝炎复发

概述

在我国,乙型肝炎是发病率最高的病毒性肝炎,也是肝移植的首位病因。据中国肝移植注册系统2015年统计资料显示,肝移植受者中病毒性肝炎占74.79%,其中乙型肝炎病毒相关肝病患者占71.25%。抗乙型肝炎病毒核苷类似物药物问世前,乙型肝炎曾被列为肝移植的禁忌证,因为肝移植术虽然切除了病肝,很大程度上减少了体内乙型肝炎病毒的载量,但不能将体内乙型肝炎病毒全部清除。此外,在肝移植术后服用免疫抑制剂的情况下,乙型肝炎极易复发。未经干预的乙型肝炎表面抗原(HBsAg)阳性的肝移植受者,移植后乙型肝炎病毒再感染率高达60%～90%。如果乙型肝炎在机体免疫抑制情况下复发,多数会快速进展,导致移植肝功能丧失。因此,科学、有效地防治肝移植术后乙型肝炎病毒感染与复发,是肝移植术后面临的重要问题。

发病原因

　　肝移植术后乙型肝炎复发发生机制复杂,目前尚未完全阐明。既往临床证据表明,供者存在乙型肝炎病毒隐匿感染;受者体内未被清除的乙型肝炎病毒感染移植肝脏;肝移植术中、术后,输注血及血制品存在乙型肝炎病毒感染风险;肝移植术后使用免疫抑制剂降低受者免疫功能,削弱抗乙型肝炎病毒感染能力,均易导致乙型肝炎病毒再感染。

临床表现

　　肝移植术后乙型肝炎复发的临床表现与非移植受者相似,表现为乏力、食欲减退、肝区不适、皮肤黏膜黄染等,肝功能检查可出现转氨酶和(或)胆红素升高。但是,处于免疫抑制状态的少数肝移植受者,因乙型肝炎病毒快速、大量复制而发生纤维淤胆型肝炎或急性肝衰竭。

治疗选择

　　目前,防治肝移植术后乙型肝炎复发的通常策略是抗乙型肝炎病毒核苷类似物药物与乙型肝炎免疫球蛋白联合应用。肝移植术后乙型肝炎病毒再感染病例需终身抗病毒治疗。患者处于免疫抑制状态,因此核苷类似物治疗效果不佳,造成用药复杂。密切监测乙型肝炎病毒DNA水平和肝损伤指标,肝损伤指标异常时,可行肝组织病理学检查,综合判定肝损伤程度及疾病进展情况,以评估是否行再次肝移植。干扰素因为需要静脉注射、费用昂贵、可能诱发免疫排斥反应、增加免疫抑制剂的用量等缺陷,通常不用于肝移植受者。

预后

部分肝移植术后乙型肝炎患者通过抗病毒等治疗后,病情得到良好控制,而少数严重患者可进展为肝衰竭。这部分患者可考虑再次肝移植,再次移植术后继续抗病毒治疗,可有效提高再次移植的生存率。

(六)肝移植术后肝癌复发

概述

据统计,中国每年死于肝癌的患者占全球肝癌死亡人数的一半左右,而肝移植是被全世界认可的治疗晚期肝癌最有效的手段之一。肝移植术后肝癌复发是影响肝移植远期疗效的主要原因之一,据研究报道,移植后最早出现肝内复发时间为术后5个月,出现远处转移的时间为术后2个月。目前,我国肝癌肝移植术后5年肝癌复发率可达20% ～ 57.8%,故复发转移的防治十分重要。

发病原因

肝移植术后肝癌复发的危险因素很多,目前认为肿瘤大小和数量、血管侵犯、肿瘤组织学分级、肿瘤分期、淋巴结转移、甲胎蛋白水平、免疫抑制剂及手术方式的选择等因素与肝移植术后肝癌患者的复发有密切的联系。

🍂临床表现

　　早期肝癌无明显症状及体征,中晚期肝癌的症状则较多,常见的临床症状有肝区疼痛、腹胀、食欲缺乏、消化不良、乏力、消瘦等,严重者可有黄疸、肝大、上腹包块、锁骨上淋巴结肿大、肝掌、腹水等。肿瘤复发可以呈现多种形式,以移植肝、肺、骨骼和脑最多见,血行转移是肿瘤复发的最主要原因。研究证实,肝移植术前和术中发生的肿瘤微转移与肿瘤复发密切相关,而肝移植手术操作可以促进肿瘤的血行转移;肝移植术后,机体免疫力降低,某些免疫抑制剂可直接促进肿瘤的演进,导致肝移植术后肿瘤复发病灶较原发癌灶分化程度更低。

🍂治疗选择

　　肝移植术后肝癌复发治疗往往十分棘手。虽然对复发性肝癌的治疗措施很多,如手术切除、再次肝移植、化疗、栓塞、放疗、激光、微波、低温等,但效果均不理想。

　　术后可根据肝癌的形态学特征(大小、数目等)、分期、组织学分级及生物学特性等,制订个体化药物治疗方案。为减少微小转移灶,降低术后复发率,术后应给予受者一定疗程的治疗。放射免疫治疗、索拉非尼治疗及系统性化疗(如奥沙利铂或阿霉素分别与氟尿嘧啶联合使用),均可为部分受者提供一定的生存获益。肝移植术后肝癌复发转移者应用索拉非尼治疗,可延长受者生存期。

🍂预后

　　肝移植术后肝癌一旦复发,病情进展迅速,预后较差。复发后患者1年生存率只有18%。

（七）药物性移植肝损伤

概述

药物性移植肝损伤是指由于药物和（或）其代谢产物导致的肝脏损害。目前，临床上以无症状受者出现血清谷丙转氨酶＞3倍正常值上限和碱性磷酸酶＞2倍正常值上限作为诊断药物性肝损伤的主要实验室指标。

国外报道肝移植后药物性肝损伤的发生率为2%，发生时间中位数为术后60天（15～965天）；国内报道发生率为12.5%，44%的病例发生在术后30天（5～1 643天）。肝移植术后患者通常需要同时应用多种药物，包括免疫抑制剂、抗菌药物、抗病毒药物及各类营养制剂等，这些药物大多经肝脏代谢，同时，移植肝脏可能正在经历缺血再灌注损伤、保存损伤、感染、应激等不稳定状态，极易发生药物相关的肝损伤。

分类

目前，有600多种药物可引起药物性肝损伤，按照病程的分型可分为急性和慢性药物性肝损伤。按照受损靶细胞类型可分为肝细胞损伤型、胆汁淤积型、混合型和肝血管损伤型。

临床表现

引起药物性肝损害的药物，常见的有以下几类：抗菌药物类、解热镇痛类、抗结核药、抗肿瘤药、中枢神经系统药、抗凝血药、激素类、心血管药、中药等，有报道引起药物性肝损害的前3位依次是中药、抗肿瘤药、抗菌药物。

由于肝移植术后感染是最常见的并发症,抗菌药物的使用也不可避免,所以抗菌药物虽然是引起肝损害较常见的原因,但是感染会导致移植肝的丢失等严重后果。临床会平衡抗感染疗效和潜在肝损的利弊,酌情慎重使用。易引起药物性肝损害的抗菌药物及其临床表现见表27。

表27 易引起药物性肝损害的抗菌药物及其临床表现

抗菌药物种类	药物	主要类型	临床表现	实验室检查
大环内酯类	依托红霉素、琥乙红霉素	淤胆型肝炎	发热、恶心、呕吐、腹痛等消化道症状上腹或右上腹较明显	血清转氨酶及碱性磷酸酶均升高,并可出现高胆红素血症,以直接胆红素升高为主,并可有外周血嗜酸性粒细胞增多
抗真菌药物	咪唑类如酮康唑、氟康唑、伊曲康唑、伏立康唑	肝功能异常、中毒性肝炎、肝衰竭	—	—
磺胺类	磺胺甲噁唑、柳氮磺吡啶	急性和慢性肝炎、胆汁淤积、肝脏肉芽肿或混合反应类型	发热、关节痛、皮疹,并出现混合性肝损害表现	一般于发热开始后出现黄疸、血清转氨酶及碱性磷酸酶升高,嗜酸性粒细胞增多
喹诺酮类	培氟沙星、环丙沙星、氟罗沙星	胆汁淤积症		
β内酰胺类	头孢噻吩、头孢噻丁、头孢曲松、头孢哌酮	以肝细胞损伤型或混合型居多,也有胆汁淤积型	—	—
抗结核药物	利福平	—	黄疸等,可引起急性坏死性肝炎	血清转氨酶升高
	吡嗪酰胺	—	肝大、压痛	血清转氨酶升高
	异烟肼	—	黄疸等	血清转氨酶升高

治疗选择

停用"肇事药物"是治疗药物性移植肝损伤的首要措施,多数轻度药物性移植肝损伤能在短期内恢复。但有些关键治疗药物不能停用。例如,他克莫司是肝移植术后主要抗排斥药物,但易发生药物性肝损伤,需权衡利弊调整方案。

解毒剂、保肝药物也是治疗药物性移植肝损伤的主要手段。常用药物包括丁二磺酸腺苷蛋氨酸、多烯磷脂酰胆碱、水飞蓟宾、还原型谷胱甘肽、异甘草酸镁等。必要时需要进行血液净化以辅助毒物排泄和支持肝功能。

预后

轻度的药物性移植肝损伤可通过停用"肇事药物"或调整剂量,积极治疗得到恢复,少数重度损害会发生移植肝衰竭而需要再移植。

药 物 治 疗

治疗目标

1. 肝移植　　抗排斥治疗是肝移植术后一个相对复杂的长期的治疗体系,主要目标是延长受者和移植肝脏的生存期,降低药物毒副反应,提高患者生活质量。

2. 肝移植并发症

(1)排斥反应:发生排斥反应时应积极抗排斥治疗,挽救移植肝脏,同时降低免疫抑制剂的毒副反应。

(2)肝移植术后感染:应积极针对病因治疗。根据病原菌、感染部位、感染严重程度和受者的生理、病理情况及抗菌药物特点制订抗菌治疗方案,以缓解受者感染症状、清除病原微生物等为治疗目标。肝移植受者自觉术后发生感染时,切勿随意服用抗菌药物,应及时前往医院就诊,以免造成误诊耽误病情。

(3)原发性移植肝功能不全:药物治疗原发性移植肝功能不全的主要目标是保住并恢复移植肝脏的功能。

(4)活体肝移植小肝综合征:应该以积极预防为主,治疗为辅,提高受者生存率。

(5)肝移植术后乙型肝炎复发:乙型肝炎病毒再感染病情进展相对迅速,治疗目标是短期内迅速抑制乙型肝炎病毒复制,避免出现严重肝损伤。

(6)肝移植术后肝癌复发:治疗目标是延缓肿瘤进展,保住移植肝,延长患者生存期。

(7)药物性移植肝损伤:药物治疗的目标是尽可能降低肝损伤程度。

常用药物

以下各表列出了肝移植术后及主要并发症的常用药物及其适应证、禁忌证、服用时间、不良反应、储存条件。有些与肾移植用药相同,详见"肾移植"部分。

1. 肝移植　肝移植的常见免疫抑制剂有泼尼松、甲泼尼龙、环孢素、他克莫司、吗替麦考酚酯、西罗莫司、咪唑立宾硫唑嘌呤,这些药物的适应证、禁忌证、服用时间、不良反应、储存条件详见疾病一 肾移植【常用药物】中"肾移植概述"章节。

2. 肝移植并发症

(1)排斥反应:肝移植术后发生排斥反应时,除了调整原有的免疫抑制剂剂量外,急性排斥时可加用注射用鼠抗人T淋巴细胞、抗CD3单克隆抗体、抗人淋巴细胞免疫球蛋白、注射用巴利昔单抗等。

（2）肝移植术后感染：常用的抗菌药物有氟康唑、伏立康唑、泊沙康唑、更昔洛韦、缬更昔洛韦、阿昔洛韦、复方磺胺甲噁唑，这些药物的适应证、禁忌证、服用时间、不良反应、储存条件详见疾病一肾移植【常用药物】中"肾移植术后感染用药"章节。

（3）原发性移植肝功能不全：常用药物见表28。

（4）活体肝移植小肝综合征：治疗方法主要为保肝、大量应用白蛋白、预防感染、适当应用利尿剂、止血、维持水电解质平衡、加强支持治疗、制酸和促进肝细胞再生等，同时需积极寻找原因，针对病因进行处理。保肝药物见疾病二【常用药物】"原发性移植肝功能不全"章节，抗感染药物详见疾病一肾移植【常用药物】中"肾移植术后感染用药"章节。其他均为对症处理，无特殊，在此不赘述。

保肝药物包括甘草酸二铵肠溶胶囊、复方甘草酸苷片、多烯磷脂酰胆碱胶囊、还原型谷胱甘肽片、腺苷蛋氨酸片、水飞蓟宾胶囊、双环醇片、联苯双酯滴丸、护肝片、熊去氧胆酸胶囊。

抗感染药物包括氟康唑片/胶囊、伏立康唑片/胶囊、泊沙康唑口服溶液、更昔洛韦片、缬更昔洛韦片、阿昔洛韦片、复方磺胺甲噁唑片等。

（5）肝移植术后乙型肝炎复发：常用药物见表29。

（6）肝移植术后肝癌复发：常用药物见表30。

（7）药物性移植肝损伤：见前面"（三）原发性移植肝功能不全"的用药章节。

联合用药注意事项

1. 肝移植　　肝移植中免疫抑制剂的联合用药注意事项，与免疫抑制剂在肾移植的应用类似，在此不再赘述，详见疾病一肾移植【联合用药注意事项】中的"免疫抑制剂"章节。

表28　原发性移植肝功能不全的常用药物

常用药物	适应证	禁忌证	服用时间	不良反应	储存条件
甘草酸二铵	用于伴有谷丙转移酶升高的肝功能异常	甘草酸二铵过敏者（胶囊中辅料），严重低钾血症、高钠血症、高血压、心力衰竭及肾衰竭患者禁用	餐后	主要有食欲缺乏、恶心、呕吐、腹胀；皮肤瘙痒、等麻疹、口干和水肿；头痛、头晕、胸闷、心悸及血压升高。以上症状一般较轻	密封，干燥处保存
复方甘草酸苷	用于慢性肝病，改善肝功能异常	醛固酮增多症、肌病、低钾血症，有血氨升高倾向的末期肝硬化患者禁用	餐后	假性醛固酮症，可出现低钾血症、血压上升、钠及体液潴留、水肿、尿量减少、体重增加等症状	室温保存（10～30℃）
多烯磷脂酰胆碱	辅助改善各种原因导致的肝功能损伤	对大豆制剂、磷脂酰胆碱过敏和（或）对本品中任何成分过敏者禁用	餐时	偶尔会出现软便和腹泻，罕见过敏反应	密封，25℃以下干燥处保存
还原型谷胱甘肽	用于各种肝脏疾病及其他化学物质毒性引起的肝脏损害	对本品成分过敏者应禁用	餐后	偶有皮疹等过敏症状。偶有食欲缺乏、恶心、呕吐、上腹痛等症状	密闭、置阴凉（不超过20℃）干燥处保存
S-腺苷蛋氨酸	用于各种情况所致肝内胆汁淤积	对本品过敏者禁用	两餐之间	偶可引起昼夜节律紊乱、胃灼热感和腹部坠胀	密闭，在25℃以下保存
水飞蓟宾	用于肝功能异常的治疗	对本品过敏者禁用	餐后	可出现轻微的胃肠道症状（恶心、呃逆）和胸闷气等	密封，在常温干燥处保存
双环醇	用于治疗血清转氨酶升高	对本品和本品中其他成分过敏者禁用	餐后	偶见皮疹、头晕、腹胀、恶心	密封保存

续表

常用药物	适应证	禁忌证	服用时间	不良反应	储存条件
联苯双酯	用于治疗谷丙转氨酶升高	对本品过敏者、肝硬化、妊娠期及哺乳期妇女禁用	餐后	可出现口干,轻度恶心,偶有皮疹发生	密封,在干燥处保存
熊去氧胆酸	用于胆汁淤积性肝病	急性胆囊炎和胆管炎发作、胆道完全阻塞、胆结石钙化患者出现胆管绞痛,严重能衰竭、妊娠期及哺乳期妇女禁用	餐前或餐后服用均可	胃肠道反应	密封,在30℃以下保存
护肝片	疏肝理气,健脾消食。具有降低转氨酶作用	尚不明确	餐后	尚不明确	密封

表29 肝移植术后乙型肝炎复发的常用药物

常用药物	适应证	禁忌证	服用时间	不良反应	储存条件
拉米夫定	适用于伴有合丙转氨酶升高和病毒活动复制的,肝功能代偿的成年慢性乙型肝炎患者的治疗	对拉米夫定或制剂中其他任何成分过敏者禁用	每日1次,每次100毫克,饭前或饭后服用均可	头痛和乏力,呼吸道感染,头痛,腹部不适,恶心,呕吐和腹泻	遮光,密封保存
阿德福韦酯	适用于治疗有乙型肝炎病毒活动复制证据,并伴有合丙转氨酶持续升高或肝脏组织学活动性病变的肝功能代偿的成年慢性乙型肝炎患者	已知对阿德福韦、阿德福韦酯或阿德福韦酯片中任何辅料过敏的患者禁用	每日1次,每次10毫克,饭前或饭后口服均可	疲乏,胃肠道反应(上腹痛,腹泻,恶心,胃部不适),鼻咽炎,头晕,皮疹,脱发,肝区痛,自发流产,失眠	密封,25℃以下干燥处保存
恩替卡韦	适用于病毒复制活跃,血清合丙转氨酶持续升高或肝脏组织学显示有活动性病变的成人乙型肝炎的治疗	对本品及制剂成分过敏者禁用	每日1次,每次0.5毫克。空腹服用(餐前或餐后至少2小时)	头痛,疲劳,眩晕,恶心	密封,15~30℃干燥处保存
替比夫定	用于有病毒复制证据及有合丙转氨酶或合丙转氨酶持续升高或肝组织活动性病变证据的慢性乙型肝炎成人患者	对替比夫定或其任何辅料过敏者禁用。替比夫定不得与聚乙二醇干扰素α-2a合用,因为二者合用可增加围神经病变风险	600毫克(1片),每日1次,口服,餐前或餐后均可,不受进食影响	肌酸激酶升高,恶心,腹泻,疲劳,肌痛和肌病	30℃以下保存。保存在原包装盒内
替诺福韦酯	适用于治疗慢性乙型肝炎成人和≥12岁的儿童患者	对本品及制剂成分过敏者禁用	每次300毫克(1片),每日1次,口服,空腹或与食物同时服用	乳酸酸中毒(伴有脂肪变性的重度肝大和中断治疗后的重度肝炎恶化,新发作或恶化的肾损伤;骨矿物质密度下降,免疫重建综合征	密封,30℃以下干燥处保存

表30　肝移植术后肝癌复发的常用药物

常用药物	适应证	禁忌证	服用时间	不良反应	储存条件
索拉非尼	治疗无法手术或远处转移的肝细胞癌	对索拉非尼或药物的非活性成分有严重过敏症状的患者禁用	每次0.4克(2×0.2克)、每日2次,空腹或伴低脂、中脂饮食服用	腹泻、皮疹、脱发和手足皮肤反应	低于25℃密封保存

2.肝移植并发症

（1）排斥反应：抗排斥药物为免疫抑制剂,如环孢素、他克莫司、吗替麦考酚酯、硫唑嘌呤、糖皮质激素等,常见相互作用详见疾病—肾移植【联合用药注意事项】中免疫抑制剂部分。生物制剂巴利昔单抗是一种免疫球蛋白,目前研究中未发现影响疗效与安全性的相互作用。

（2）肝移植术后感染：联合用药注意事项与抗感染药物在肾移植的应用类似,在此不再赘述,详见疾病—肾移植【联合用药注意事项】中的"肾移植术后感染"章节。

（3）原发性移植肝功能不全：联合用药时一些药物可使药物不良反应增加,应谨慎使用,如甘草酸制剂(如甘草酸二铵肠溶胶囊)与袢利尿剂(如呋塞米)等联合使用时,可增强制剂中所含的甘草酸苷的排钾作用,而使血清钾进一步低下,可能出现低钾血症。

联合用药时一些药物可影响药物浓度或疗效,应注意调整药物剂量甚至避免联合使用。熊去氧胆酸胶囊可以增加环孢素在肠道的吸收,服用环孢素的患者应做环孢素血清浓度的监测,必要时要调整服用环孢素的剂量。熊去氧胆酸胶囊与考来烯胺、考来替泊、氢氧化铝和(或)氢氧化铝-三硅酸镁等药同时服用时,这些药可以在肠中和熊去氧胆酸结合,从而阻碍吸收,影响疗效,因此需要避免联合使用。

(4)活体肝移植小肝综合征:见上文"原发性移植肝功能不全"章节,无特殊,不再赘述。

(5)肝移植术后乙型肝炎复发:由于抗乙型肝炎病毒药物单独应用都有各自的局限性,宜采用"核苷类药物联合低剂量乙型肝炎免疫球蛋白"方案。使用抗乙型肝炎病毒药物和低剂量乙型肝炎免疫球蛋白,可防止90%的肝移植受者出现乙型肝炎病毒再感染。术前乙型肝炎病毒DNA低水平或阴性的患者无其他乙型肝炎病毒再感染高危因素时,术后可停用乙型肝炎免疫球蛋白,采用单药或联合核苷类药物治疗。

患者在应用阿德福韦酯或替诺福韦抗病毒治疗期间,尽量避免与其他具有肾毒性的药物联合应用,定期复查肾功能和血磷,计算肌酐清除率,根据肌酐清除率调整药物治疗剂量,必要时更换治疗方案。

(6)肝移植术后肝癌复发:索拉非尼推荐空腹或伴低脂、中脂饮食服用。药物可引起索拉非尼药物浓度的降低,联合应用时需注意,如利福平、贯叶连翘提取物、苯妥英钠、卡马西平、苯巴比妥和地塞米松。

(7)药物性移植肝损伤:不同作用机制和作用位点的保肝药可以合用,合理搭配可望更好地起到保肝作用。但是,不宜同时使用过多种类的保肝药物。特别是同类抗炎保肝药物,以免加重肝脏负担及产生药物间相互作用,而应根据不同患者针对性地选择。如甘草酸类制剂和抗氧化剂两药配合使用时,一方面可中和已产生的炎症因子,减轻已造成的损害,另一方面可减少炎症因子的继续产生,避免肝损伤的加重。抗炎药(甘草酸类、还原型谷胱甘肽等)与细胞膜保护剂(多烯磷脂酰胆碱)联用可作用于不同环节起到保肝作用。

🍎特殊人群用药指导

1. **免疫抑制剂**　肝移植的常见免疫抑制剂与肾移植类似,这些药物在儿童、青少年、妊娠期妇女及老年人人群中的特殊用药指导详见"疾病—肾移植[特殊人群用药指导]"中免疫抑制剂部分。

2. **肝移植术后感染用药**　肝移植术后感染常用的抗菌药物与肾移植类似,这些药物在儿童、青少年、妊娠期妇女及老年人群中的特殊用药指导详见"疾病—肾移植[特殊人群用药指导]"中肾移植术后感染用药部分。

3. **抗乙肝药**

(1)儿童用药指导:目前,批准用于儿童乙型肝炎病毒感染的治疗药物包括普通干扰素-α(2 ～ 17岁)、拉米夫定(2 ～ 17岁)、阿德福韦酯(12 ～ 17岁)、恩替卡韦(2 ～ 17岁)和替诺福韦(12 ～ 17岁),具体剂量需根据儿童体重进行计算。临床试验表明普通干扰素-α治疗儿童患者的疗效与成人患者相当,但干扰素-α不能用于2岁以下儿童治疗。

(2)老年人用药指导:肝移植乙肝复发的老年患者,治疗建议优先选择恩替卡韦或替诺福韦酯抗病毒治疗,也可酌情选择拉米夫定、替比夫定、阿德福韦酯。尽量避免应用干扰素-α治疗,尤其是合并高血压、糖尿病等基础疾病情况。由于老年患者常伴有肾功能减退,治疗过程中应定期监测肾功能,并告知医生或药师监测结果,医生可根据肌酐清除率及时调整核苷类似物的使用剂量,不可自行按照常规剂量使用。

（3）妊娠期妇女用药指导：妊娠期间乙肝复发者,谷丙转氨酶轻度升高者应密切观察；肝脏病变较重者,经感染科或肝病科医生评估,并经医患双方充分沟通及权衡利弊后,可以使用妊娠B级药物（替诺福韦酯或替比夫定）抗病毒治疗。肝功能正常或轻度异常的未服用抗病毒药物的妊娠期妇女,若HBV DNA $> 2 \times 10^5$ 单位/毫升,可于妊娠第24～28周采用替诺福韦酯或拉米夫定、替比夫定进行母婴传播阻断治疗。抗病毒治疗期间意外妊娠的患者,应及时就医,根据患者所应用的抗病毒药物而采取不同的处理措施。干扰素-α对胎儿发育有明确致畸作用,告知患者干扰素-α抗病毒治疗期间意外妊娠的胎儿畸形风险,并建议终止妊娠。若应用的是妊娠B级药物（替诺福韦酯或替比夫定）或拉米夫定,在与感染科或肝病科、妇产科医生充分沟通、权衡利弊的情况下,可继续治疗；若应用的是恩替卡韦和阿德福韦,在充分沟通、权衡利弊的情况下,酌情换用替比夫定或替诺福韦酯继续治疗,可以继续妊娠。核苷类似物可经乳汁分泌,考虑到其对于新生儿的生长发育的潜在风险尚不明确,建议对于服用核苷类似物的产妇暂不母乳喂养。

4. 保肝药　改善和恢复肝功能药物种类繁多,目前美国FDA推荐的妊娠分级B类的药物为腺苷蛋氨酸,同时大量研究也表明多烯磷脂酰胆碱和熊去氧胆酸对于妊娠期患者的安全性良好,但不建议妊娠前3个月服用熊去氧胆酸胶囊。需要强调的是病毒性肝炎药物治疗过程中,应加强胎儿监测。

🍎用药案例解析

案 例 1

病史：患者，男性，56岁。体重63千克，肝移植术后半年，肝肾功能均趋于正常，术后予以吗替麦考酚酯胶囊（750毫克，2次/天）+他克莫司胶囊（2毫克，2次/天）+甲泼尼龙片（4毫克，1次/天）口服治疗。患者1周前自感受凉感冒，自服家中有的抗菌药物红霉素肠溶片，具体剂量不详。门诊随访发现该患者肝功能均出现异常升高：谷丙转氨酶234单位/升，谷草转氨酶143单位/升。复查他克莫司浓度为27纳克/毫升。考虑为他克莫司浓度升高造成的药物性肝损害，告知患者停用红霉素，2周后复查他克莫司浓度为7.8纳克/毫升，肝功能恢复正常。

解析：他克莫司属于治疗窗狭窄的药物，治疗剂量和中毒剂量相当接近，且个体差异较大，因此必须注意血药浓度的监测。他克莫司是经CYP3A酶代谢。故许多经该酶代谢的药物与其有相互作用，从而影响他克莫司浓度。红霉素属于大环内酯类抗菌药物，是经过CYP3A酶代谢，两药联合使用，使得他克莫司浓度升高，造成药物性肝损害。

案 例 2

病史：患者，男性，43岁。肝移植术后4个月，术后给予他克莫司（1毫克，2次/天）抑制免疫。1个月前因肺部感染入院，实验室及CT检查提示曲霉菌感染可能，予以注射用伏立康唑（200毫克，2次/天）静脉滴注抗真菌治疗，入院后第8天，患者胸闷、气促缓解，体温恢复正常，入院第20天，CT

示两肺感染较前好转,予以出院继续口服伏立康唑片,一周后门诊复查他克莫司血药浓度降至4.2纳克/毫升,经详细询问,患者因经济原因自行停用伏立康唑片3天。

解析:伏立康唑可显著抑制他克莫司的代谢,升高其血药浓度2倍以上。同时服用时,医生会将他克莫司的剂量适当减量,当停用伏立康唑后,随着其在体内清除,抑制作用逐渐消失,他克莫司血药浓度降至4.2纳克/毫升,增加了排斥反应发生的风险。移植术后要遵医嘱,不要自行停药,同时应详细记录自己的用药过程。

案·例·3

病史:患者,女性,35岁。肝移植术后1个月,术后予以吗替麦考酚酯胶囊(2粒,2次/天)+他克莫司胶囊(2粒,2次/天)+醋酸泼尼松片(2片,1次/天)口服治疗,出院时他克莫司浓度为12纳克/毫升。住院期间免疫抑制剂服药时间为9:00和21:00,与吃饭时间间隔2个小时;出院后该患者自行将早上吃饭时间由7:00改为8:30,1个月后前来复查,他克莫司浓度为8纳克/毫升,低于术后1个月他克莫司治疗窗。

解析:脂肪含量高的食物可影响他克莫司的吸收,因此建议空腹服用,或者至少在餐前1小时或餐后2~3小时服用。原因是吗替麦考酚酯和他克莫司空腹服用时吸收更好,疗效好,7:00吃饭,食物经过2小时的胃排空,就不会影响药物了,而且在服用后1小时内也尽量不要服用食物,特别是脂肪含量高的。该患者饮食与服药只间隔了半个小时,影响了他克莫司的吸收。

案·例·4

病史：患者，男性，58岁。30余年前发现乙型肝炎表面抗原阳性，未予治疗。5年前查体发现转氨酶升高，并且乙型肝炎病毒DNA大于105拷贝/毫升，给予恩替卡韦胶囊（0.5毫克，1次/天）。3个月前停用恩替卡韦，1周前突发皮肤及巩膜重度黄疸、嗜睡，实验室检查示谷草转氨酶225单位/升，谷丙转氨酶339单位/升，总胆红素72微摩尔/升，腹部B超提示肝脏缩小，少量腹水。经内科保守治疗，病情进展，准备行肝移植治疗。

　　肝移植术中给予常规的注射用甲泼尼龙琥珀酸钠（1克）+注射用巴利昔单抗（20毫克）进行免疫诱导，在无肝期给予静脉注射乙型肝炎免疫球蛋白（4 000单位）中和体内的乙型肝炎表面抗原。术后常规给予他克莫司胶囊（2毫克，2次/天）+吗替麦考酚酯胶囊（0.5克，2次/天）+醋酸泼尼松片（10毫克，1次/天）。同时，给以恩替卡韦分散片继续服用（0.5毫克，每日1次）患者术后24小时即神志恢复正常，胆汁分泌量正常，一般状态迅速改善，术后第4天患者精神良好，能经口进食，生化检查肝肾功能趋于正常。

　　解析：肝移植是目前治疗乙型肝炎相关性终末期肝病的常用方法，但如果术后不采取任何防治措施，乙型肝炎复发率高达60%～90%。该患者术前内科保守治疗时已经加用恩替卡韦抗病毒治疗，术中给予乙型肝炎免疫球蛋白，术后继续以恩替卡韦抗病毒治疗，有效地防治了乙型肝炎的复发。

病史：患者，男性，49岁。1个月前出现全身皮肤、巩膜黄染，伴低热（37.8℃）、乏力，完善检查发现肝硬化、肝癌，行肝移植手术。术后早期采用他克莫司胶囊（浓度维持在5～7纳克/毫升）+吗替麦考酚酯胶囊（0.75克，2次/天）抗排斥治疗。术后1个月，移植肝功能各项指标均在正常范围，开始加用甲苯磺酸索拉菲尼片（0.4克，2次/天），同时将他克莫司胶囊改为西罗莫司胶囊1毫克/天联合吗替麦考酚酯胶囊（0.5克，2次/天）的免疫抑制方案，西罗莫司的血浆浓度维持在6.7～8.3纳克/毫升。患者随后每月来复查1次，随访7个月，未发现肿瘤复发，并能保持良好的工作和生活状态。

解析：患者肝移植术后为了预防肝癌的复发和转移，采用：①术后应用索拉非尼治疗；②将他克莫司改为具有抗肿瘤作用的西罗莫司，有效地预防了肝癌的复发。

温 馨 提 示

（1）未经医生同意切勿自行更改药物剂量、增减药物品种。

（2）原发肝病复发时应及时就医，以免耽误病情。

（3）由于缺乏药物专业知识，切勿随意服用保肝西药、中草药、保健品，以免对肝功能造成损害。应咨询医生或药师的专业意见后服用相关药物。

用药常见问题解析

Q1 肝移植术后抗排斥药物需要终身服用吗?

答： 肝移植患者术后面临排斥的风险,需要长期使用免疫抑制剂进行抗排斥治疗。与其他实体脏器相比,肝脏不易发生排斥反应,需要的免疫抑制强度亦较低,是特殊的免疫"赦免"器官。近年来,越来越多的研究数据表明,在肝移植患者中,部分患者能够达到免疫耐受状态而停用抗排斥药物,部分患者能够达到部分免疫耐受而只需要低剂量的抗排斥药物。但是,这些研究中的患者排除了自身免疫性疾病患者和乙型肝炎病毒、丙型肝炎病毒阳性患者,而病毒性肝炎仍然是现阶段我国肝移植患者的主要原发病,停用免疫抑制剂在这些特殊人群是否安全有效尚不得而知。所以,肝移植患者术后仍需要长期服用免疫抑制剂来抗排斥,并且需要定期随访检查。

Q2 乙型肝炎肝移植后还需要抗病毒治疗吗?

答： 乙型肝炎肝移植后仍需要抗病毒治疗。未经干预的乙型肝炎表面抗原阳性的肝移植受者,移植肝乙型肝炎病毒再感染率高达60% ~ 90%。核苷类药物与乙型肝炎免疫球蛋白联合应用,是目前普遍采用的肝移植术后乙型肝炎复发的预防策略。

Q3 肝移植后服用的免疫抑制剂,哪些需要监测药物浓度,正常范围是多少?

答： 各个移植中心的检测设备及检测项目有多种,目前较为公认需要监测的药物是环孢素和他克莫司的血药浓度。

通常环孢素在肝移植患者术后理想治疗窗范围谷浓度3个月内为350～500微克/升；6个月内为300～400微克/升；1年内为200～300微克/升；1年后维持在150～200微克/升。肝移植患者术后他克莫司理想治疗窗范围：谷浓度3个月内为12～15纳克/升；6个月内为10～12纳克/升；1年内为8～10纳克/升；1年后维持在5～8纳克/升。

Q4　肝功能损伤时应避免使用的抗菌药物有哪些？

答： 肝功能损伤时应避免使用的抗菌药物有琥乙红霉素、克拉霉素、利福平、氯霉素、两性霉素B、四环素、多西环素、磺胺类等。但因抗感染需要，医生会权衡利弊，慎重使用一些药物。但患者请勿随意自行服用。

Q5　免疫抑制剂与哪些常用抗菌药物间存在相互作用？

答： 免疫抑制剂与常用抗菌药物间的相互作用见表31。

表31　免疫抑制剂与常用抗菌药物间的相互作用

抗菌药物	免疫抑制剂	相互作用	用药建议
氟喹诺酮类			
氧氟沙星	环孢素、他克莫司	升高免疫抑制剂浓度	换药
环丙沙星	环孢素、他克莫司	可能升高免疫抑制剂浓度	监测免疫抑制剂浓度
左氧氟沙星	环孢素	可能升高免疫抑制剂浓度	监测免疫抑制剂浓度
莫西沙星	环孢素、他克莫司、西罗莫司、依维莫司	无	不需要调整
大环内酯类			

抗菌药物	免疫抑制剂	相互作用	用药建议
红霉素	环孢素、他克莫司、西罗莫司、依维莫司	升高免疫抑制剂浓度	避免合用
克拉霉素	环孢素、他克莫司、西罗莫司、依维莫司	升高免疫抑制剂浓度	避免合用/免疫抑制剂减半
阿奇霉素	环孢素、他克莫司、西罗莫司、依维莫司	升高免疫抑制剂浓度	避免合用
其他			
利奈唑胺	吗替麦考酚酯、麦考酚钠、硫唑嘌呤	骨髓移植	监测白细胞和血小板水平
磺胺类	吗替麦考酚酯、麦考酚钠、硫唑嘌呤、环孢素、他克莫司	骨髓移植	监测白细胞、血小板水平、血细胞比容和肾功能水平
甲硝唑	环孢素、他克莫司、西罗莫司、依维莫司	可能升高免疫抑制剂浓度	不需调整/监测免疫抑制剂浓度

Q6 麦考酚钠肠溶片（米芙）和吗替麦考酚酯（骁悉）有什么区别,作用都是一样的吗?

答: 麦考酚钠肠溶片（米芙）和吗替麦考酚酯（骁悉）口服吸收后,通过肠道迅速水解为活性代谢产物霉酚酸,所以两者的主要成分是一样的,而药物释放部位不同。吗替麦考酚酯主要在胃内水解释放而麦考酚钠肠溶片主要在肠道内释放,对胃肠道的刺激性小。

Q7 为什么每个移植患者服用的他克莫司剂量不同,有的只需0.5毫克,有的则需要5毫克?

答: 反映药物疗效的标准不是服用的剂量,而是药物在体内达到的浓度。他克莫司药物浓度存在明显的个体间差异和可在个体内波动,因此达到相同血药浓度时所需药物剂量可能不同,需要根据血药浓度监测结果调整他克莫司剂量。

Q8 免疫抑制剂对女性受者生育及胎儿有影响吗?

答: 女性肝移植术后妊娠需要一个合适的时机和条件,最大的问题是免疫抑制剂对母体和胎儿的影响。泼尼松、甲泼尼龙、环孢素、硫唑嘌呤、他克莫司相对安全,但常会引起胎儿宫内发育迟缓和早产。具体药物选择应遵医嘱,用药期间需在专科医生的指导下定期孕检,严密监测胎儿的发育情况。吗替麦考酚酯和西罗莫司有生殖毒性风险,禁用于妊娠期妇女。

Q9 免疫抑制剂对男性受者生育有影响吗?

答: 男性肝移植术后,生育不会有重大影响,服用某些免疫抑制剂如硫唑嘌呤可以使男性精子数量减少,但仍能正常发育。建议男性患者备妊娠前咨询专科医生,必要时调整用药方案。

Q10 西柚等柚类水果对免疫抑制剂有影响吗?

答: 西柚的成分可抑制肝脏对他克莫司的代谢,导致他克莫司药物浓度增加,即使服药前几小时服用也会影响,因此服药期间避免食用。

Q11 肝移植后可以服用一些保健品吗?

答: 不建议服用,因为一些保健品可能含有提高免疫功能的中药,如人参等,从而导致急性排斥反应的发生。

Q12 他克莫司为什么要空腹服用,还要与食物间隔2小时?

答: 他克莫司空腹服用时吸收更好,可促进药物疗效的发挥。如果7:00吃饭,可在9:00后服用他克莫司。食物经过2小时的胃排空,对药物吸收影响较小。需要注意的是,服药后1小时内也尽量不要进食,特别是高脂肪含量的食物。

Q13 若忘记服药怎么办?

答: 以正常8:00服药为例,从正常服药时间,到发现漏服的时间:

(1)4小时之内(8:00~12:00):立即补服治疗剂量。

(2)4~6小时(12:00~14:00):尽早先服药物全量,然后在下次给药时间再给半量。

(3)大于6小时(14:00~20:00):应尽早补服,然后将下次服药时间适当退后,再次服药间隔时间不能少于8小时。

孙旭群　杨春兰　王小华

参 考 文 献

高血压联盟(中国), 国家心血管病中心, 中华医学会心血管病学分会, 等. 中国高血压患者教育指南[J]. 中国医学前沿杂志(电子版), 2014, 6(3): 78-110.

国家基本公共卫生服务项目基层高血压管理办公室, 基层高血压管理专家委员会. 2017国家基层高血压防治管理指南[J]. 中国循环杂志. 2017, 32(11): 1041-1048.

国家卫生计生委合理用药专家委员会, 中国医师协会高血压专业委员会. 高血压合理用药指南(第2版)[J]. 中国医学前沿杂志(电子版), 2017, 9(7): 28-126.

钱叶勇, 袁铭. 肾移植实用全书[M]. 北京: 人民军医出版社, 2012.

史颖弘, 田孟鑫, 樊嘉.《欧洲肝病学会肝移植临床实践指南(2015)》推荐意见[J]. 临床肝胆病杂志, 2016, 32(3): 429-431.

杨宝峰, 苏定冯. 药理学[M]. 8版. 北京: 人民卫生出版社, 2013.

中国医师协会内分泌代谢科医生分会. 2型糖尿病合并慢性肾脏病口服降糖药用药原则中国专家共识(2015年更新版)[J]. 中华内分泌代谢杂志, 2016, 32(6): 455-460.

中国医师协会器官移植医生分会, 中华医学会外科学分会器官移植学组, 中华医学会器官移植学分会肝移植学组. 中国肝移植受者代谢病管理专家共识(2015版)[J]. 中华移植杂志(电子版), 2015, 9(3): 103-107.

中国医师协会肾内科医生分会, 中国中西医结合学会肾脏疾病专业委员会. 中国肾性高血压管理指南2016(简版)[J]. 中华医学杂志, 2017, 97(20): 1547-1555.

中华医学会肝病学分会药物性肝病学组. 药物性肝损伤诊治指南 [J]. 中华肝胆病杂志, 2015, 23(11): 810-820.

中华医学会器官移植学分会, 中国医师协会器官移植医师分会. 中国活体肝移植小肝综合征临床诊治指南(2016版)[J]. 中华移植杂志(电子版), 2017, 11(2): 70-74.

中华医学会器官移植学分会, 中国医师协会器官移植医师分会. 中国器官移植术后糖尿病诊疗指南(2016版)[J]. 器官移植, 2016, 7(6): 407-416.

中华医学会器官移植学分会, 中国医师协会器官移植医师分会. 中国肾移植排斥反应临床诊疗指南(2016版)[J]. 器官移植, 2016, 7(5): 6-12.

中华医学会器官移植学分会, 中国医师协会器官移植医师分会. 中国肾移植受者免疫抑制治疗指南(2016版)[J]. 器官移植, 2016, 7(5): 1-5.

中华医学会器官移植学分会, 中国医师协会器官移植医师分会. 中国实体器官移植受者侵袭性真菌病临床诊治指南(2016年版) [J]. 中华器官移植杂志, 2016, 37(5): 300-305.

中华医学会器官移植学分会, 中华医学会肝病学分会. 中国肝移植乙型肝炎防治指南(2016版)[J]. 中华肝脏病杂志, 2016,

24(12): 885-891.

中华医学会糖尿病学分会. 中国2型糖尿病防治指南(2017版)[J]. 中华糖尿病杂志, 2018, 10(1) : 4-67.

朱有华, 石炳毅. 肾脏移植手册 [M]. 北京: 人民卫生出版社, 2010.

Frid A H, Kreugel G, Grassi G, et al. New Insulin Delivery Recommendations[J]. Mayo Clin Proc, 2016, 91(9): 1231-1255.